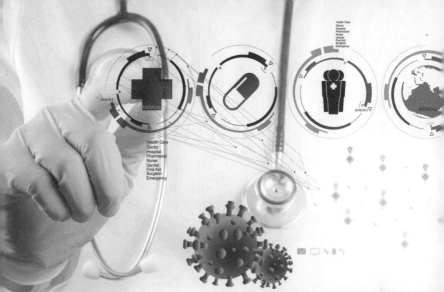

新型冠状病毒感染的肺炎

11类人群心理干预与自助手册

策划单位　　四川省人民医院　西南交通大学出版社
编写单位　　四川省精神医学中心　四川省人民医院心身医学中心
　　　　　　四川省人民医院卫生政策与医院管理研究所
主　　编　　周　波

西南交通大学出版社
·成都·

图书在版编目（CIP）数据

新型冠状病毒感染的肺炎 11 类人群心理干预与自助手册 / 四川省精神医学中心，四川省人民医院心身医学中心，四川省人民医院卫生政策与医院管理研究所编写；周波主编 . —成都：西南交通大学出版社，2020.2（2020.3 重印）

ISBN 978-7-5643-7368-9

Ⅰ.①新… Ⅱ.①四… ②四… ③四… ④周… Ⅲ.①日冕形病毒–病毒病–肺炎–病人–心理干预–手册 Ⅳ.① R395.6-62

中国版本图书馆 CIP 数据核字（2020）第 021023 号

新型冠状病毒感染的肺炎
11 类人群心理干预与自助手册 | Xinxing Guanzhuang Bingdu Ganran de Feiyan 11 Lei Renqun Xinli Ganyu yu Zizhu Shouce

编写单位	四川省精神医学中心
	四川省人民医院心身医学中心
	四川省人民医院卫生政策与医院管理研究所
主　　编	周　波

出 版 人	王建琼
责 任 编 辑	居碧娟　姜锡伟　姜远平　吴　迪
封 面 设 计	原创动力

出 版 发 行	西南交通大学出版社
	（四川省成都市金牛区二环路北一段 111 号
	西南交通大学创新大厦 21 楼　邮政编码：610031）
发行部电话	028-87600564　028-87600533
网　　址	http://www.xnjdcbs.com
印　　刷	四川煤田地质制图印刷厂
成 品 尺 寸	130mm×184mm　印张　6.25　字数　71 千
版　　次	2020 年 2 月第 1 版
印　　次	2020 年 3 月第 2 次
书　　号	ISBN 978-7-5643-7368-9
定　　价	25.00 元

编委会

策划单位 四川省人民医院　西南交通大学出版社
编写单位 四川省精神医学中心　四川省人民医院心身医学中心
　　　　　　四川省人民医院卫生政策与医院管理研究所

主　　审　邓绍平
主　　编　周　波
副 主 编　石景芬　胡　敏　王建琼
编　　委　（按姓氏笔画排序）
　　　　　王　婧　龙　彤　陈　旭　张　旭　邱　剑　杨俊华
　　　　　李　慧　赵　凤　顾凤娇　袁　翠　翁　涛　黄利红
　　　　　黄昱雯　梁　润

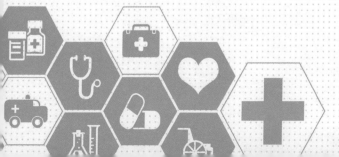

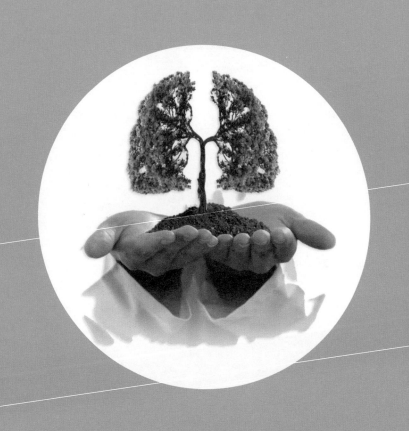

✚ 序
PREFACE

    新型冠状病毒感染的肺炎疫情发生以来，严重威胁人民群众身体健康和生命安全。面对疫情加快蔓延的严峻形势，习近平总书记高度重视，接连作出重要指示，强调要把人民群众生命安全和身体健康放在第一位，坚决遏制疫情扩散蔓延，坚决打赢疫情防控阻击战。按照党中央、国务院、四川省委、四川省政府、四川省卫生健康委员会的全面部署，我省已启动突发公共卫生事件一级应急响应。四川省人民医院迅速行动，深入贯彻落实国家、省卫健委关于疫情防控的重要部署要求，把维护人民群众生命安全和身体健康放在第一位，将疫情防控工作作为当前全院工作的第一要务，积极开展新型冠状病毒感染的肺炎疫情防控工作。医院第一时间成立了疫情应对领导小组，规范处置流程，加强发热门诊，启用隔离病区，进行全员防治知识及技能培训，建立"三圈层"防控体系，组建应急医疗队分批驰援湖北武汉，完成基层医院新型冠状病毒标本检验检测人员5G远程实际操作培训，开展新型冠状病毒感染的肺炎5G远程心理援助、专项免费会诊咨询服务、调遣物资保障供给、加强舆论正确引导、落实专项监督等工作，以更加坚强的意志、更加严密的措施、更加有力的行动，坚定不移把各项决策部署落到实处。

疫情发生正值春节期间，全国上下新型冠状病毒感染的肺炎疫情形势严峻，疫情防控面临严峻挑战，由于病毒高度的传染性和危害性，面对不断增长的感染人数和死亡病例，焦虑、恐慌等负面情绪在大众中不断蔓延。2020年1月26日，国家卫生健康委员会印发《新型冠状病毒感染的肺炎疫情紧急心理危机干预指导原则》，指导各地科学、规范地开展新型冠状病毒感染的肺炎疫情相关心理危机干预工作。为做好大众心理危机干预，降低疫情引发的心理社会影响，四川省人民医院、四川省精神医学中心周波主任牵头组建"新型冠状病毒感染的肺炎"心理危机干预组，聚团队之力，从专业的角度，对疫情状况下普通大众、健康焦虑者、疑似患者、确诊患者、精神障碍患者、患者家属、医务人员、心理工作者、行政管理人员、军警人员、上班族等11类人群可能存在的心理问题进行深入分析，讨论心理干预形式和方向，教授心理应急相关技术和支持方法，旨在为大众提供专业化的心理健康服务，帮助合理应对疫情，减轻疫情所致的心理恐慌和心理伤害，增强战胜疫情的信心，维护社会稳定，社会各界反响强烈。共抗疫情，重任在兹。

"生命重于泰山，疫情就是命令，防控就是责任！"面对来势汹汹的疫情，我们坚信，在以习近平同志为核心的党中央坚强领导下，全国人民坚定信心、同舟共济、科学防治、精准施策，一定能赢得疫情防控阻击战的最终胜利。

四川省医学科学院·四川省人民医院

党委副书记、院长 邓绍平

2020年2月2日

✚ 前言
FOREWORD

　　2020 年，庚子鼠年春节，对全中国人民来说都是一个极不平凡的春节，因为新型冠状病毒感染的肺炎疫情从武汉爆发，然后蔓延至全国，甚至波及境外部分国家和地区。当地时间 2020 年 1 月 30 日晚，世界卫生组织宣布，将新型冠状病毒疫情列为国际关注的突发公共卫生事件。疫情牵动着 14 亿国人的心，对疫情防控，习近平总书记高度重视，多次召开会议、听取汇报、作出重要指示：全面贯彻坚定信心、同舟共济、科学防治、精准施策的要求，紧紧依靠人民群众坚决打赢疫情防控阻击战。

　　这种病毒具有高度传染性和较强致病性，容易通过飞沫、接触等途径在人群中传播发病，引起了广大人民群众强烈的紧张情绪。疫情防控期间，普通大众自觉减少外出、隔离在家，医护人员、军警人员、行政管理人员等由于职责在肩，必须冲锋在前，战斗在各自的岗位上。

疫情暴发以来，主流媒体上、微信朋友圈里，"新型冠状病毒"相关信息持续刷屏，不断攀升的确诊病例、疑似病例、密切接触者、医学观察者人数，还有各种真假难辨的信息，更是让人们焦虑不安。不管身处在这场疫情风暴中的哪个位置，人们都会感受到由疫情严峻性带来的各种心理压力。因此，在当前形势下，缓解各类人群的心理压力，稳定人心，增强战斗力，也是抗击疫情的重要工作。为此，四川省人民医院心身医学中心、四川省精神医学中心、四川省人民医院卫生政策与医院管理研究所和西南交通大学出版社共同策划，推出了这本《新型冠状病毒感染的肺炎11类人群心理干预与自助手册》。

本书根据这次疫情下不同人群容易出现的心理压力问题，针对普通大众、健康焦虑者、疑似患者、确诊患者、精神障碍患者、患者家属、医务人员、心理工作者、行政管理人员、军警人员、上班族11类人群，以问答形式，配以生动形象的图片，将常见心理问题与干预以及自助技巧整理出来，力求简洁易懂、简单实用。第三部分是"心理自助适用小技术"，适合各类人群自助使用。最后附上最新修订的《新型冠状病毒感染的肺炎诊疗方案（试行第四版）》《新型冠状病毒感染的肺炎疫情紧急心理危机干预指导原则》《国家卫健委发布新型冠状病毒防控指南（第一版）》，以及全国心理援助热线，希望可以给大家一些帮助，也为抗击疫情贡献我们的一份力量。

由于时间紧张，编写较为仓促，本书不足之处在所难免，恳请读者和专家批评指正。

编　者

2020 年 2 月 1 日

目录
CONTENTS

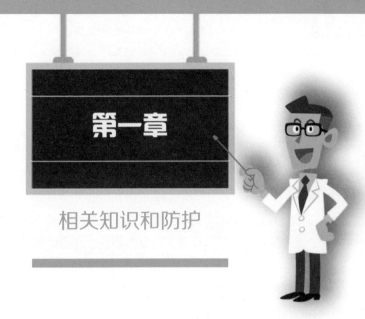

第一章

相关知识和防护

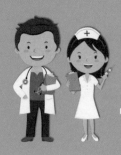

据 2019 年 12 月 31 日成都日报"锦观"新闻客户端报道：12 月 30 日，武汉市卫生健康委员会医政医管处发布《关于做好不明原因肺炎救治工作的紧急通知》。通知称，武汉市部分医疗机构陆续出现不明原因肺炎病人，要求各医疗机构及时追踪统计救治情况，并按要求及时上报。据湖北省卫生健康委员会及武汉市委宣传部消息，国家卫生健康委员会（以下各级卫生健康委员会均简称各级卫健委）专家组 31 日上午抵达武汉，展开相关检测核实工作。同期及随后的一段时间，多家媒体陆续报道了武汉市发生不明原因肺炎的相关消息，据悉，感染人员大多到过武汉市华南海鲜市场。

中华人民共和国国家卫生健康委员会官网（www.nhc.gov.cn）的"疫情通报"专栏信息，2020 年 1 月 11 日到 1 月 20 日都是沿用的武汉市卫健委的通报，1 月 21 日开始直接由国家卫健委每日通报疫情最新情况。1 月 11 日用的是"不明原因的病毒性肺炎"情况通报，1 月

12 日开始改用"新型冠状病毒感染的肺炎"疫情通报。

2020 年 1 月 11 日的情况通报称，在"不明原因的病毒性肺炎"病原体初步被判定为新型冠状病毒之后，国家、省市专家组立即对不明原因的病毒性肺炎诊疗、监测等方案进行修订完善。武汉市卫健委组织对现有患者标本进行了检测，截至 2020 年 1 月 10 日 24 时，已完成病原核酸检测。国家、省市专家组对收入医院观察、治疗的患者临床表现、流行病学史、实验室检测结果等进行综合研判，初步诊断有新型冠状病毒感染的肺炎病例 41 例，其中已出院 2 例、重症 7 例、死亡 1 例，其余患者病情稳定。所有密切接触者 739 人，其中医务人员 419 人，均已接受医学观察，没有发现相关病例。

其后 11 日至 16 日通报情况，均无新增病例。18 日通报，16 日武汉市新增病例 4 例；另外，泰国、日本各通报诊断 1 例来自武汉市的新型冠状病毒感染的肺炎病例。19 日通报，17 日新增病例 17 例，治愈出院 4 例，无死亡病例。对前期发布的新型冠状病毒感染的肺炎病例的流行病学资料分析发现，部分病例没有华南海鲜批发市场接触史。在规范预检分诊和发热门诊工作的基础上，采用优化后的检测试剂盒，对全市发热门诊隔离治疗的不明原因肺炎病例进行采样监测，共检测出新型冠状病毒核酸阳性17例。经临床专家综合研判，认定17例为确诊病例，均在武汉市金银潭医院及相关定点医院集中救治。

20日通报称，武汉市在不断规范各级各类医疗机构预检分诊和发热门诊运行的基础上，按照新修订的新型冠状病毒感染的肺炎诊疗方案，进一步加大了新型冠状病毒感染的肺炎疑似病例筛查力度，同时进一步完善检测方案，优化检测流程，加快了检测速度。国家、省市专家组结合临床表现、流行病学史和病原学检测结果进行综合研判，认定1月18日新增确诊病例59例，1月19日新增77例，两日共新增确诊病例136例。截至1月19日22时，武汉市累计报告新型冠状病毒感染的肺炎病例198例，已治愈出院25例，死亡3例，仍在院治疗170例，其中轻症126例、重症35例、危重症9例。累计追踪密切接触者817人，已解除医学观察727人，尚在接受医学观察90人。

国家卫健委官网1月21日的疫情最新情况通报显示，2020年1月20日0—24时，国内3省（直辖市）报告新增新型冠状病毒感染的肺炎确诊病例77例（湖北省72

例，上海市 2 例，北京市 3 例），9 省（自治区、直辖市）报告新增疑似病例 27 例（广东省 4 例，四川省 1 例，云南省 1 例，上海市 7 例，浙江省 10 例，安徽省 1 例，海南省 1 例，贵州省 1 例，宁夏回族自治区 1 例）。截至 1 月 20 日 24 时，已有国内 4 省（直辖市）累计报告新型冠状病毒感染的肺炎确诊病例 291 例（湖北省 270 例，北京市 5 例，广东省 14 例，上海市 2 例）；14 省（自治区、直辖市）累计报告疑似病例 54 例（湖北省 11 例，广东省 7 例，四川省 3 例，云南省 1 例，上海市 7 例，广西壮族自治区 1 例，山东省 1 例，吉林省 1 例，安徽省 1 例，浙江省 16 例，江西省 2 例，海南省 1 例，贵州省 1 例，宁夏回族自治区 1 例）。收到日本通报确诊病例 1 例，泰国通报确诊病例 2 例，韩国通报确诊病例 1 例。追踪到密切接触者 1739 人，已解除医学观察 817 人，尚有 922 人正在接受医学观察。

我们根据来自国家卫健委官方网站的信息和数据，整理了 1 月 10 日至 31 日的几个重要数据，包括新增病例、累计病例、重症病例、累计死亡病例、累计治愈病例、新增疑似病例和累计疑似病例等，并根据日期进展转换成折线走势图，如图 1.1 所示。可见累计疑似病例和累计确诊病例急剧增加，新增病例、重症病例和累计死亡病例也是明显增加的趋势。

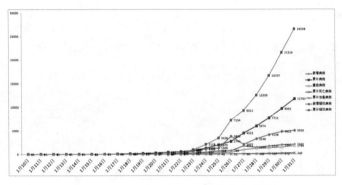

图 1.1　1 月 10 日至 31 日疫情发展趋势

另外，以下几个时间节点的情况值得关注。

▲1 月 16 日：泰国和日本各通报一例来自武汉的新型冠状病毒感染的肺炎确诊病例。

▲1 月 20 日：确诊病例扩展到湖北、广东、上海、北京四省（直辖市），收到全国 14 省（自治区、直辖市）报告疑似病例，日本、泰国、韩国有零星病例报告。

▲ 1 月 21 日：确诊病例扩大到全国 13 个省（自治区、直辖市），疑似病例也扩大到 13 个省（自治区、直辖市），台湾地区发现首例。

▲ 1 月 23 日：累计有 29 个省（自治区、直辖市）及港澳台地区报告确诊病例，27 个省（自治区、直辖市）报告疫情，波及日本、泰国、韩国、美国、越南、新加坡 6 个国家。

▲ 1 月 24 日：全国 29 省（自治区、直辖市）报告有确诊病例，港澳台地区新增病例有所增加，30 个省（自治区、直辖市）报告疫情，波及中国以外的 8 个国家。

▲ 1 月 25 日：除西藏自治区以外，全国 33 个省级行政区均有确诊病例，波及其余 10 个国家。

▲ 1 月 29 日：新增西藏首例确诊病例，至此，全国 34 个省级行政区全覆盖有确诊病例。

据新浪新闻"新型冠状病毒肺炎疫情实时动态追踪"报道（https://news.sina.cn/zt_d/feiyan 1231），截至 2 月 2 日 1 时 30 分（北京时间），全国确诊 11 901 例，疑似 17 988 例，死亡 259 例，治愈 276 例。以湖北武汉为疫源地，湖北占确诊病例的大多数，为 7153 例，其余病例散在分布于全国各地。另外，新浪新闻还报道了国外病例分布情况，涉及 23 个国家共计报告确诊病例 137 例。

自 1 月 20 日疫情发生蔓延扩散以来，党中央、国务院高度重视并作出部署，全国上下、各省市、各部门、各企事业单位，乃至各基层社区，迅速开展了紧锣密鼓的疫情防控阻击战。

● 1 月 23 日：武汉封城，自 10 时起，全市城市公交、地铁、轮渡、长途客运暂停运营；机场、火车站离汉通道暂时关闭。

● 1 月 24 日：国家卫健委组建医疗救治队驰援武汉，已经有 29 省（自治区、直辖市）先后抽组 6000 多人的医疗队奔赴武汉，支援抗击疫情。

● 1 月 25 日：党中央成立应对疫情工作领导小组，在中央政治局常务委员会领导下开展工作；向湖北等疫情严重地区派出指导组，推动有关地方全面加强防控一线工作。

● 1 月 25 日：多地启动一级响应，截至晚 8 点，除了西藏自治区、香港特别行政区、澳门特别行政区、台湾地区以外，全国其余 30 个省（自治区、直辖市）启动一级响应。

● 1 月 26 日：国务院办公厅发布春节假期延长至 2 月 2 日的通知。

● 1 月 27 日，中共中央印发了《关于加强党的领导、为打赢疫情防控阻击战提供坚强政治保证的通知》，习近平总书记就各级党组织和广大党员、干部要在打赢疫情防控阻击战中发挥积极作用作出重要指示。疫情就是命令，防控就是责任。

● 1 月 27 日：国务院总理李克强来到武汉，考察指导疫情防控工作，看望慰问患者和奋战在一线的医护人员。

● 1 月 29 日：《国务院办公厅关于组织做好疫情防控重点物资生产企业复工复产和调度安排工作的紧急通知》颁布，加强重点物资生产调度和监督管理。

●当地时间 1 月 30 日，世界卫生组织在日内瓦总部召开新闻发布会，宣布武汉肺炎即新型冠状病毒感染的肺炎疫情暴发为国际公共卫生紧急事件。

疫情牵动着 14 亿国人的心，连日来，全国上下迅速行动，听从党中央的统一指挥和部署，结合各地实际情况，投入了防控新型冠状病毒感染的肺炎疫情这一没有硝烟的战争。

　　据国家卫健委高级别专家组组长、中国工程院院士钟南山对疫情走势的研判，目前看来确诊病例主要还是在武汉，确诊病例未来几天可能还会有所增加，根据病毒的潜伏期 10~14 天推测，应该在 2 月 9 号左右达到高峰，那以后应该不会大规模地增加了，应该也不会因为春节返程出现大传染，但排查的措施不能停。

　　尽管目前疫情形势依然严峻，但我们对战胜疫情应该充满信心，同时在疫情防控阻击战中也决不能掉以轻心。

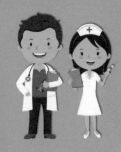

第二节 基本知识

冠状病毒是自然界广泛存在的一类病毒的统称,由于在电子显微镜下其形态呈现日冕状或皇冠状而得名。这次武汉暴发的不明原因肺炎所指病毒,是科学家发现的一种新型冠状病毒(图1.2),主要引起呼吸道系统感染,在2020年1月12日被世界卫生组织命名为2019-nCoV。除2019-nCoV外,已知感染人的冠状病毒还有6种,其中4种较常见且致病性较低,另外2种是我们熟知的严重急性呼吸综合征(SARS)冠状病毒和中东呼吸综合征(MERS)冠状病毒。

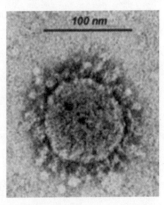

图1.2 新型冠状病毒(2019-nCov)

11

〉No.2　新型冠状病毒来源于哪里？

研究发现，造成武汉疫情的新型冠状病毒，可能来自浙江舟山蝙蝠，它通过在武汉华南海鲜市场出售的一种未知野生动物再传播给人类。

〉No.3　新型冠状病毒可以通过哪些途径来传播？

截至目前主要的传播途径：

（1）飞沫传播：通过咳嗽、喷嚏、近距离说话产生的飞沫，在空气中传播。

（2）接触传播：没有安全防护措施的情况下（如未佩戴口罩），与病人密切接触；触摸被病毒污染的物体表面，然后用被污染的手触碰嘴巴、鼻子或眼睛等；接触到可疑的被感染的动物。

其他可能传播途径：

（3）气溶胶传播：研究提示飞沫混合在空气中可形成气溶胶，人吸入后可能引起感染。

（4）粪口传播：最新研究提示病原体或能在大便之中存活，而能否通过粪口传播还尚待明确。

〉No.4　新型冠状病毒的存活时间是多久?

冠状病毒需要在体液环境中才能存活。

在体外存活时间因温度、湿度的差异会有所不同。在 56℃的环境中，30 分钟即可使病毒全部灭活;在室温 25℃左右时，病毒很快会丧失传染性;病毒冬季体外存活的时间会更长。

病毒通常更容易在干燥的空气中传播，而在潮湿空气中，病毒较易落在物体表面和地面。在温度湿度合适的环境能存活数天，有发现可达到 5 天。

〉No.5　哪些人容易感染?

目前发现人群普遍易感，老人、小孩及婴幼儿都有被感染的可能性，都需要做好防护。

〉No.6　新型冠状病毒与 SARS 病毒的异同

新型冠状病毒与 SARS 同属于冠状病毒，都以蝙蝠为宿主。

二者的基因特征同源性达 85% 以上，相比 SARS 病

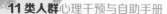
毒，新型冠状病毒致死性不高，但传染性强。SARS致死率约为10%，新冠病毒致死率据目前数据将不超过3%，临床症状相似。

〉No.7 新型冠状病毒感染的肺炎与普通感冒、流行性感冒有什么不一样？

感冒：普通感冒以鼻塞、流鼻涕为主要表现，无明显发热，体力、食欲无明显影响，无明显头痛、关节痛、周身不适等症状，多数患者症状较轻，一般不引起肺炎症状，1周后可自行缓解。

流感：发病急、病情严重，主要表现为发热、头痛、肌肉痛和全身不适，体温可达39~40℃，可有畏寒、寒战，多伴有全身肌肉关节酸痛、乏力、食欲减退等全身症状，常有咽喉痛、干咳，可有鼻塞、流涕、胸骨后不适等。

新型冠状病毒感染的肺炎：常常出现发热、乏力、干咳，逐渐出现呼吸困难；部分患者起病症状轻微，甚至无明显发热。严重患者有急性呼吸窘迫综合征、脓毒症休克、代谢性酸中毒，出现凝血功能障碍。从目前收治病例情况看，多数患者预后良好，少数患者病情危重，甚至死亡。死亡病例多见于老年人和有慢性基础疾病的患者。此外，还有可能以"不典型"症状发病，例如：仅以消化系统症状为首发表现，如轻度纳差、乏力、精神差、恶心呕吐、腹泻等；以神经系统症状为首发表现，如头痛；以心血管系统症状为首发表现，如心慌、胸闷等；以眼科症状为首发表现，如结膜炎；仅有轻度四肢或腰背部肌肉酸痛。

三者的对比见表1.1。

表1.1 普通感冒、流感和新型冠状病毒感染的肺炎对比

项目	普通感冒	流感	新型冠状病毒感染的肺炎
致病源	鼻病毒、冠状病毒等	流感病毒	2019新型冠状病毒(2019-nCoV)
病原学检测	流感病原学检测阴性	流感病原学检测阳性	新型冠状病毒核酸检测阳性
传染性	强	弱	极强
发病季节	季节性不明显	高发于冬春季	2019年年底冬季新近发病的疾病
易感人群	全员易感	全员易感，高危人群为儿童、老年人、肥胖人群，孕妇，有免疫抑制的病人，有慢性基础病的病人等	人群普遍易感，目前看，婴幼儿和儿童也会发病，老年人和有慢性基础病者预后较差

续表

项目	普通感冒	流感	新型冠状病毒感染的肺炎
发热程度	不发热或轻、中度热，无寒战	多高热（39～40℃），可伴寒战	发热，部分患者也可无发热
发热持续时间	1～2天	3～5天	持续3天以上
全身症状	轻或无	重，头痛、全身肌肉酸痛、乏力	乏力，以干咳为主，可以有胸闷、呕吐、腹痛、腹泻等症状
病程	5～7天	5～10天	14～？天
并发症	少见	可合并肺炎、中耳炎、心脏损害、神经系统损伤等	严重患者有急性呼吸窘迫综合征、脓毒性休克、代谢性酸中毒，出现凝血功能障碍等
是否有疫苗可预防	否	是	暂无
预后	一般无危险性，几乎无致死病例	病程呈自限性，可自愈。重症需要住院治疗，少数病例可因呼吸或多脏器衰竭而死亡	多数患者预后良好，少数患者病情危重。重症患者比例低于16.4%，病死率低于3%[1]

[1] 中国疾病预防控制中心．2019 新型冠状病毒疫情进展和风险评估［EB/OL］．（2020-01-27）［2020-02-03］．http://www.chinacdc.cn/jkzt/crb/zl/szkb_11803/jszl_11811/202001/P020200127544648420736.pdf.

›No.8　什么是密切接触者?

密切接触者是指与发病病例（疑似和确诊病例）有如下接触之一者:

（1）与病例共同居住、学习、工作或其他有密切接触的人员。

（2）诊疗、护理、探视病例时未采取有效防护措施的医护人员、家属或其他与病例有类似近距离接触的人员。

（3）病例同病室的其他患者及其陪护人员。

（4）与病例乘坐同一交通工具并有近距离接触人员。

（5）经现场调查人员调查、评估,认为符合条件的人员。

密切接触者应进行医学观察,主动配合好卫生部门:居家隔离 14 天,其间做好个人健康状况记录,接受健康询问;隔离期间如有身体不适,应及时联系社区医护人员。

›No.9　什么叫疑似病例?

结合下述流行病学史和临床表现综合分析:

1.流行病学史

（1）发病前 14 天有武汉地区或其他有本地病例持续

传播地区的旅行史或居住史。

（2）发病前14天内曾经接触过来自武汉市或其他有本地病例持续传播地区的发热或有呼吸道症状的患者。

（3）有聚集性发病或与新型冠状病毒感染者有流行病学相关。

2. 临床表现

（1）发热和/或呼吸道症状。

（2）具有肺炎影像学特征：早期呈现多发小斑片影及间质改变，以肺外带明显。进而发展为双肺多发磨玻璃影、浸润影，严重者可出现肺实变，胸腔积液少见。

（3）发病早期白细胞总数正常或降低，或淋巴细胞计数减少。

有流行病学史中的任何1条，且符合临床表现中任意2条。无明确流行病学史的，符合临床表现中的3条。

〉No.10 如何确诊新型冠状病毒感染的肺炎？

在符合疑似病例标准的基础上，呼吸道标本或血液标本实时荧光RT-PCR检测新型冠状病毒核酸阳性或呼吸道标本或血液标本病毒基因测序，与已知的新型冠状病毒高度同源，可以确诊。

›No.11 为什么这次疫情管理这么严格？

目前，在对新型冠状病毒的毒力和传染性还需进一步观察和研究的前提下，基于对人民群众生命安全和身体健康高度负责的考虑，国家卫健委于1月20日宣布将新型冠状病毒感染的肺炎纳入乙类传染病，按甲类进行管理。

我国《传染病防治法》将传染病分为甲类、乙类和丙类。

甲类传染病（也称为强制管理传染病）：鼠疫、霍乱。

乙类传染病（也称为严格管理传染病）：含传染性非典型性肺炎、人感染高致病性禽流感、病毒性肝炎等26种。

医疗机构发现甲类传染病时，应当及时采取下列措施：

（1）对病人、病原携带者予以隔离治疗，隔离期限根据医学检查结果确定。

（2）对疑似病人，确诊前在指定场所单独隔离治疗。

（3）对医疗机构内的病人、病原携带者、疑似病人的密切接触者，在指定场所进行医学观察和采取其他必要的预防措施。

拒绝隔离治疗或者隔离期未满擅自脱离隔离治疗的，可以由公安机关协助医疗机构采取强制隔离治疗措施。

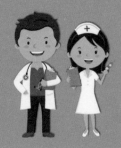

第三节 疾病防护

一、避免高风险行为，降低感染概率

（1）避免去疫情高发区。

（2）避免去人流密集、聚集的场所。

（3）避免到封闭、空气不流通的公共场所，尤其是儿童、老年人和免疫力低下的人群。

（4）尽量减少外出，如必须外出，需做好个人防护。

（5）乘坐交通工具，尽量少与他人近距离接触，保持1米以上的距离。

二、个人防护

1. 勤洗手

在咳嗽打喷嚏后、触碰公共物品（如门把手）后、餐前、便后、外出回家后、接触垃圾后、抚摸动物后等情况下，用肥皂和流动水或免洗洗手液洗手。洗手时注意使用流动水和肥皂或洗手液彻底清洗双手，揉搓时间不少于20秒。

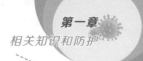

为方便记忆，请记住七步洗手口诀：内—外—夹—弓—大—立—腕。

内：掌心对掌心，相互揉搓。

外：掌心对手背，两手交叉揉搓。

夹：掌心对掌心，十指交叉揉搓。

弓：十指弯曲紧扣，转动揉搓。

七步洗手法

大：拇指握在掌心，转动揉搓。

立：指尖在掌心揉搓。

腕：清洁手腕。

2. 戴口罩

（1）口罩的选择。

目前可以用于防护新型冠状病毒肺炎的口罩有医用外科口罩和医用防护口罩。各类口罩的适用范围如图 1.3 所示。

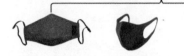

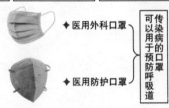

图 1.3 各类口罩的适用范围[1]

（2）戴口罩的规范步骤（图1.4）。

①平展口罩，深色朝外，硬条朝上。

②覆盖口鼻，挂上两侧耳带。

③压紧鼻梁硬条，下拉口罩。

④鼻梁两侧按紧，紧贴面部，完全覆盖口鼻、下巴，保证密合。

正确戴口罩

[1]　中国疾病预防控制中心.新型冠状病毒感染的肺炎公众防护指南[M].北京：人民卫生出版社，2020.

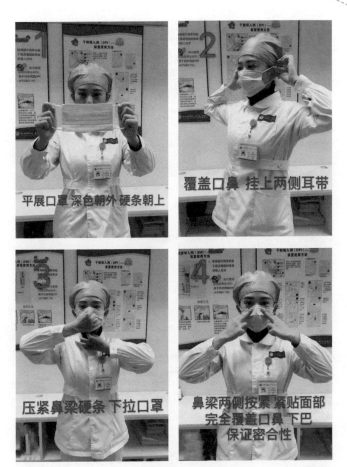

图 1.4 佩戴口罩的规范步骤

注意事项：佩戴时间不宜过长，建议2～4小时更换一次，如口罩变湿或沾到分泌物也要及时更换；有金属片的一侧朝上；保证贴合面部，掩住口鼻。

（3）取口罩的规范步骤（图1.5）。

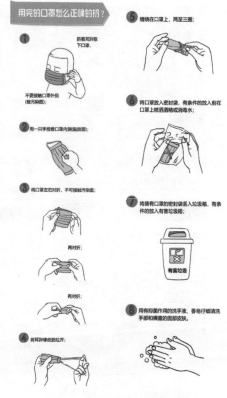

图1.5 取口罩的规范步骤 [1]

---

[1] 引自公众号广东卫生信息：《使用过的口罩怎么处理？》。

（4）如何处理在高风险环境下使用过的废弃口罩。

无发热、咳嗽等症状的普通人可将使用后的口罩投放到特殊有害垃圾桶内或指定垃圾桶内；有发热、咳嗽、咳痰、打喷等症状的人或者接触过此类人群的人，应使用5%的84消毒液按照1:99配比（消毒液：水，体积比）后对使用过的口罩进行消毒，如无消毒液，可将使用过的口罩放入密封袋/保鲜袋密封，再放置于有害垃圾桶内。

3. 打喷嚏或咳嗽时怎么做？

打喷嚏或咳嗽时用纸巾或胳膊肘捂住口鼻，不要直接用手捂住口鼻。这是因为用手遮挡时，病毒极易附着在手上，造成进一步污染。

4. 避免接触野生动物

据研究，新型冠状病毒2019-nCoV的自然宿主很可能与SARS一样，为蝙蝠，但中间宿主尚不明确。为保护自己，保护野生动物，请勿接触野生动物，疫情期间也不要接触家禽家畜。

5. 疫情期间，如何做好上班（上学）期间的防护？

（1）上班（上学）前：确保体温正常，若超过37.2 ℃，则在家观察休息，必要时戴口罩到医院就诊。

（2）上班（上学）途中：科学佩戴口罩，尽量不乘坐公共交通工具,建议步行、骑行或乘坐私家车、班车(校车)上下班。乘坐公共交通工具时,尽量避免用手触摸车上物品,与他人保持 1 米以上的距离。

（3）进入办公区（学校）前：主动接受体温检查，避免交叉传染。

注意： ①避免用手揉眼。②按完电梯按钮要洗手。

6. 工作或学习中，如何保护自己?

环境防护：保持环境清洁，建议每日通风 2~3 次，每次不少于半小时；对电话、手机进行消毒，每日用 75% 酒精擦拭两次；开会多采用视频或电话形式，避免聚集。

自我防护：与他人保持 1 米以上距离；勤洗手，尤其是饭前便后；多喝水；通风时注意保暖；传递纸质文件前后均需洗手，传阅文件时佩戴口罩；必须进入人多场所或较为密闭的空间时，建议佩戴口罩。

7. 疫情期间，外出回家后做 4 件事

（1）及时洗手洗脸。

（2）把脱下的外套放在通风口。

（3）用酒精棉片擦拭手机、钥匙、门把手。

（4）带回的物品用清水清洗处理，或用酒精喷洒消毒。

口诀： 勤洗手，戴口罩，喷嚏咳嗽手肘靠，人多不去凑热闹。

三、居家防护

1. 居家清洁与消毒

确保室内空气流通，每星期至少彻底清洁家具环境一次。

当物品表面或地面被呼吸道分泌物、呕吐物或排泄物污染时，应当先用吸水力强的即弃抹布清除可见的污垢，然后用适当的消毒剂清洁消毒受污染处及其附近地方。

消毒可以用 75% 浓度（体积比）的酒精棉片或酒精擦拭；也可以使用稀释的次氯酸钠，即我们常见的 84 消毒剂。

2. 加强开窗通风

有助于降低室内可能存在的病毒量，也有助于更新室内空气。室外的空气经过"稀释"，几乎不可能把病毒带进室内。如果家中有疑似急性呼吸道感染的患者，通风时开窗不开门，也不要使用新风系统，避免患者所处区域的气体进入干净区域。

3. 饮食

日常饮食建议按照《中国居民膳食指南》进行食物搭配，应注意保持合理的饮食结构，保障均衡营养。

注意食物的多样性，粗细搭配、荤素适当，多吃新鲜水果蔬菜，补充维生素与纤维素，多饮水。

不要听信偏方和食疗可以治疗新型冠状病毒感染的说法。

4. 外出注意事项

首先，要确保自己的身体是健康的，如近期有发热、咳嗽等身体不适症状，应暂缓出行。

其次，出行应当尽量避免前往疫情高发区，如武汉等地。若前往其他地区，也要注意做好个人防护，如正确佩戴一次性医用外科口罩，打喷嚏或咳嗽时注意用纸巾或屈肘掩住口鼻，避免手在接触公共物品或设施后直接接触面部或眼睛，有条件时要用流水和肥皂洗手，或用免洗消毒液清洁双手。

最后，去农贸市场时，避免接触野生动物，不屠宰或食用病、死禽畜或野生动物。

5.温馨小贴士，居家时光如何度过？

（1）了解野生动物信息。

危险的野味

这次病毒源头又是野生动物，它们身上藏着怎样的风险？

《中华人民共和国野生动物保护法》

（2）运动健身。

运动种类多样，如做瑜伽、舞蹈、做家务、打太极拳、做健身操等，不仅能锻炼身体，减少精神紧张，增加心血管机能，增强自身免疫力，还能练就一副好身材。推荐下载健身类 APP，如 Keep、Fit 健身等。

（3）美食：如果爱好美食，可以尝试在家做出新的菜式，创造属于自己的特色美食。品尝一些甜食，增添快乐。

推荐：

心食谱 https://www.xinshipu.com/

美食杰 https://www.meishij.net/

（4）看书：你有多久没静下心读过书了？读一本好书，跟着思维去远方。

推荐： 微信读书 https://weread.qq.com/

四、有认识的人近期去过武汉，他返回居住地后应注意什么？

（1）回到居住地之后，可在 2 周内注意加强身体防护，关注自身的身体状况。

（2）如果接到疾控部门通知需要接受居家医学观察，

不要恐慌，不要上班，不要随便外出，做好自我身体状况观察，定期接受社区医生的随访。如果出现发热（腋下体温 ≥ 37.3℃）、咳嗽、气促等急性呼吸道感染早期症状，要及时到当地指定医疗机构进行排查、诊治。

五、怀疑自己感染了新型冠状病毒，怎么办？

如果您出现了感染新型冠状病毒的肺炎的咳嗽、发热、乏力、肌肉酸痛等症状，且符合如下情况之一：

（1）发病前 14 天内到过武汉。

（2）发病前 14 天内接触过来自武汉的发热伴呼吸道症状患者。

（3）出现小范围的聚集性发病。

请您科学佩戴口罩，不去人群密集的地方，与家人保持距离，及时到就近定点救治医院发热门诊就诊，详细主动告知医生患病情况和就医过程，尤其要告知近期是否有武汉旅居史以及是否与可疑患者或动物有接触史。

六、谣言现场

No.1 网传乳酸菌素片对新型冠状病毒有治疗作用

乳酸菌素对于肠道菌群可能有一定作用，对于新型冠状病毒没有治疗作用。

No.2 特殊时期多喝陈皮水，陈皮能预防和治疗新型冠状病毒感染

传言中陈皮里面的柠檬烯有抗感染抗新型冠状病毒作用，但目前并没有相关高质量的临床研究来证实这种说法。

No.3 吃阿奇霉素片可以预防新型冠状病毒感染

抗生素针对的是细菌感染。根据《新型冠状病毒感染的肺炎诊疗方案（试行）》（第四版），感染了新型冠状病毒肺炎的患者，医生可酌情使用阿奇霉素治疗，但对新型冠状病毒肺炎没有任何预防作用。

No.4　鱼腥草可以预防新型冠状病毒感染

有研究表明，鱼腥草具有抗病毒、抗菌、抗炎、解热等效果。但是，相关研究表明，鱼腥草的抗病毒作用主要还是停留在体外实验阶段。

No.5　德国采用雾化手段治愈 4 例新冠肺炎患者

这 4 例新冠肺炎患者并没有"治愈"。国内自媒体误解了德语 symptomfrei 一词。该词的意思是没有症状，并非治愈。真正起作用的是被雾化的药物，而不是雾化器本身。

No.6　金银花和绿茶能防控新型冠状病毒感染

相关研究多为自体外细胞实验，不能推及在人体内效果，目前没有足够的证据显示金银花和绿茶能防控新冠病毒感染。

No.7 口含姜片出门可以预防新型冠状病毒肺炎

新型冠状病毒是从呼吸道或者眼睛进入，口含的姜片不会跟病毒碰面。姜中的成分抗病毒也没有充分的科学依据。

No.8 吃维生素 C 能预防新型冠状病毒

维生素 C 可帮助机体维持正常免疫功能，但不能增强免疫力，更没有抗病毒作用。

No.9 挂烫机喷出的蒸汽可杀灭衣服上的新型冠状病毒

30 分钟 56℃的高温能杀死新型冠状病毒，但挂烫机几乎不可能对整件衣物进行持续 30 分钟的蒸汽消毒，所以用挂烫机杀病毒并不现实。

No.10 喝 60℃的水可以杀死病毒

56℃ 30 分钟才可灭活病毒，喝这么烫的水不仅不会消灭病毒，还极易造成烫伤。

No.11 感染的都是老年人，小孩没事

国家卫健委高级别专家组成员、著名传染病学专家李兰娟院士在接受采访时表示：没有感染过这种疾病的人都是易感的。全部年龄阶段的人都需要做防护。疾控专家强调，从目前发病的病例来看，大部分是年纪大的、60 岁以上人群，但不能排除儿童的感染。老年人、孕妇、婴幼儿等群体一旦感染，发病可能更快更严重，更需要重视预防。

No.12 开暖气或空调能预防新型冠状病毒

56℃ 30 分钟才可灭活病毒，开暖气或空调不能达到这两个条件，不能预防新型冠状病毒。

No.13 熏醋可以预防新冠病毒

食用醋所含醋酸浓度很低，不仅不能达到消毒效果，还会带来副作用，导致咽喉不适、恶心甚至呼吸困难。

No.14 戴多层口罩才能防住病毒

不需要佩戴多层口罩。佩戴多层口罩可能造成呼吸不畅，空气不能从正面进入鼻腔，只能从侧面进入，反而起不到防护效果。建议选择N95/KN95或普通医用外科口罩。

No.15 喝高度酒能抵抗新冠病毒

国家卫健委高级别专家组成员、我国著名传染病学专家李兰娟院士在接受采访时表示，新型冠状病毒怕酒精，不耐高温，75%的酒精是能够杀灭这个病毒的，酒精指的是医用酒精，且擦拭才能消毒，喝进身体的高度酒，会被吸收代谢，不会作用于病毒。

参考文献：

[1] 中国疾病预防控制中心.新型冠状病毒感染的肺炎公众防护指南[M].北京：人民卫生出版社，2020.

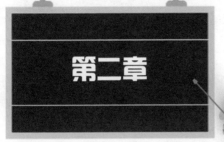

第二章

心理干预与自助手册

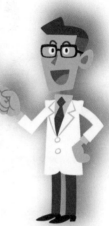

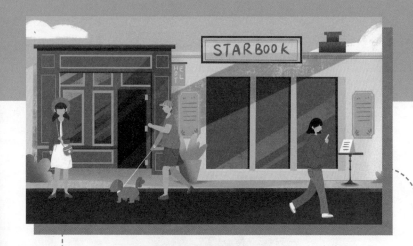

"新冠肺炎"
心理干预与自助手册

第一节　普通大众

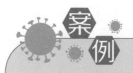

案例

　　谢女士，50岁，城镇居民，大年三十一大早，就看到微信群内亲友们说本镇邻街有武汉归来的务工人员。谢女士瞬间感到非常紧张，但是她的子女似乎不以为然，还经常外出，几天来也没感染什么病。这让谢女士开始怀疑自己是不是过度担心了。

普通大众容易出现这些心理问题

> **No.1** **一旦感染上这个病，是不是就特别容易死亡？感觉好害怕!**

答：从目前的病例来看，多数患者预后良好，少数患者病情危重，死亡病例多为老年人和有慢性基础疾病者。保持积极的心态、适当锻炼、好好休息，可以帮你提升抵抗病毒的能力。

> **No.2** **居住地附近有人被隔离了，感觉特别恐惧，该怎么办？**

答：首先，接受自己的恐惧，遇上危险时感到恐惧是正常情绪，恐惧可以帮助我们远离危险。其次，采取规范的自我保护行为，比如在疫情期间尽量不出门、不串门、不聚餐，特殊原因外出一定要科学佩戴口罩，勤洗手，勤通风，吃熟食。其实只要按规范做好防护，就能远离危险，现在医生每天都在和病人接触，但很少听到他们再被传染的例子。

> No.3 对疫情信息特别关注，越关注越害怕，但不关注又不放心，心里特别矛盾怎么办？

答：这属于正常反应，不仅你有，相信其他很多人也有。建议你关注权威媒体发布的信息（如人民日报、新华社、央视新闻、四川手机报等）。你对疫情了解得越清楚、越全面，恐惧也就会越轻。

> **No.4** **家里有一个比我更害怕的人，有什么办法可以帮助她？**

答：可以理解她的害怕情绪，要帮助她，你的情绪需要更加稳定。只有你稳定，她的情绪才可能稳定，这就需要你管理好自己的情绪。同时，从权威媒体了解更多信息，对事态发展有更清晰、更客观的认识，可以帮助全家人减轻焦虑。

> **No.5** **听到不好的新闻，心跳就会突然加快，胸口就像被石头压住一样，有什么方法可以调节吗？**

答：这是一种焦虑的表现，你可以做几次深呼吸，或者转移注意力干点别的事，不要过多地将注意力集中在身体的变化上。精神逐渐放松后，身体也会慢慢平静。如果经常出现焦虑，你可以参考第12、13条，有助于减轻焦虑。

›No.6 这个疫情还要多久才能解除呢？我是不是需要囤积一些应急物品，以防生活物资短缺？

答：现在权威媒体每天都有疫情最新情况公布，疫情可能还会持续一段时间，但是囤积物资是没有必要的，因为当前党和政府把工作的重心放在抗击疫情上，不仅要确保医疗物资供应，也要确保我们的生活物资供应，因此不必太过担心。

›No.7 一旦出现发热或者感冒症状，是不是要立即去医院就诊？去什么样的医院比较好呢？

答：在目前的状态下，我们也有可能患上普通感冒。如果出现轻度发热感冒的情况，首先自我居家隔离，服用常规感冒药，同时拨打当地疾控中心热线电话。其次，如果体温持续升高，咳嗽等呼吸道症状持续加重，请佩戴口罩到正规医疗机构发热门诊就诊，以防耽误病情。

›No.8 **感觉外面到处都很危险，不敢出门，但在家又很无聊，不知道该怎么打发时间，怎么办？**

答：现在各类媒体都介绍了不少在家能开展的活动，比如运动健身、下厨、整理房间、读书、学习拓展、游戏娱乐、绘画摄影等，还可以跟朋友打电话、视频聊天等。可以制订一个每日计划，等疫情结束时，你可能就是某个领域的"大咖"了！

›No.9 **我发现镇上有些人照常打麻将、走亲访友，好像也没出啥问题，我可不可以也像他们一样？**

答：在非常时期心存侥幸，心想我可能没有那么倒霉，这类侥幸心理很可能给自己和家人乃至社会带来不必要的财产和生命损失！自我防范的标准做法是不出门、不串门、不聚餐，特殊原因外出一定科学佩戴口罩，勤洗手，勤通风，吃熟食。

〉No.10 微信群流传着武汉回当地的人员信息截图，我需要将它分享给其他群，让他人多加注意吗？

答：这属于公众的隐私，不能侵犯他人的隐私，要避免给他人带去不必要的麻烦。况且武汉归来的人员并非全部染病。在非常时期，不造谣、不信谣、不传谣，管理好自己就是对社会最大的贡献。

〉No.11 国家有难，我很心痛，很想去当志愿者，可以吗？

答：此次的疫情不同于地震等其他自然灾害，是需要严防死守的工作，有序和稳定很重要。很理解你希望为疫区做一些贡献的心情，这种精神很值得肯定，但一定要听从党和国家的安排，不给政府和防疫工作添乱！

> **No.12** 为什么音乐听了，运动也做了，还是不能缓解我的紧张和压力？

答：要达到缓解紧张和压力，音乐要这样听：选一首最喜欢的，反复专注地听，一定要专注！先听细节，熟悉后，听的同时去关注你的内心的感受，之后再去觉察你身体的变化，如果能达到余音绕梁，效果就出来了。

运动要这样做：在身体能适应的范围尽可能剧烈地运动，时间为 30 ~ 40 分钟 / 次，强度为出汗，频度为 3 ~ 4 次 / 周。

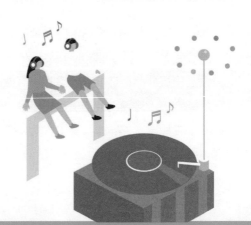

〉No.13　还有其他缓解紧张的方法吗？

答：你可以试一试：（1）把担心或紧张的事情说出来或写下来。（2）专注地做你感兴趣的事情。（3）空闲时发发呆或做做"白日梦"。（4）打开你的视、听、嗅、味、触觉去"神游"一趟。

〉No.14　想睡又睡不着怎么办？

答：（1）睡前2小时拒绝所有电子产品。（2）睡前看枯燥乏味的书籍（为了唤起瞌睡）或打坐调息。（3）一定要有睡意才上床，否则继续第2步。（4）如果中途醒来，让自己平静地躺在床上休息，不要刻意去想事情，更不要强迫自己再次入睡。（5）早上定时起床。（6）中午尽量不午睡。

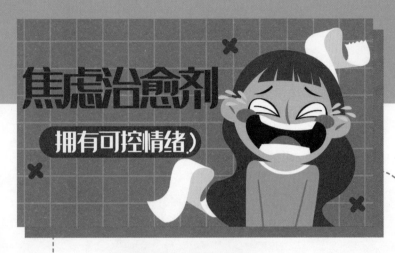

焦虑治愈剂

拥有可控情绪

"新冠肺炎"
心理干预与自助手册

第二节　健康焦虑者

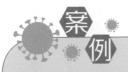

案例

　　王某，女，54岁，退休人员，自疫情发生后就全面关注疫情动态，每天都用消毒液及酒精对家中里里外外进行消毒；每隔2小时测量体温一次，即使每次都正常，还是坚持测量。她现在看到报道中有什么症状，就感觉自己身体出现了相同症状，甚至常常会感到心慌、胸闷、气紧及心跳加快，多次要求前往医院做全身检查，被家人劝阻。她表示，自己知道很多事都没有必要，但没有办法控制自己。

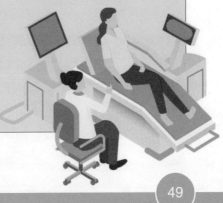

健康焦虑者容易出现这些心理问题

> **No.1** **为什么我看到新闻上有什么症状，我的身体就会出现类似的反应？**

答：这是在高焦虑状态下常常会出现的一种情况，是自我暗示所导致的身体反应。它和器质性疾病出现的症状有很大的不同：首先，这类症状持续时间短；其次，这类症状相对轻微；最后，这类症状容易变化，出现多系统、多部位的症状，且容易受心理暗示的影响。

> **No.2** **现在自己不仅关注疫情报道，对其他不好的消息也特别敏感和在意，越不想看越忍不住看，搞得自己心神不宁，怎么办？**

答：这也是焦虑状态下的一种正常反应。在面对突如其来的压力时，我们都会进入一

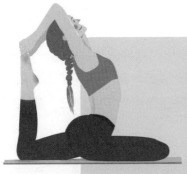

种叫"应激"的状态，使得我们在情绪、生理、思维和行为上发生许多变化。出现对负性事件特别敏感以及无论什么事都往最坏的方面去想的情况。此时，需要明确地告诉自己，这些想法都是焦虑所带来的，并非事情本身。

针对这种情况，可以尝试以下两种应对方式：

（1）降低关注频率，缩短关注时长，减少信息输入。尽量把每天浏览疫情相关信息的时间控制在一小时以内，睡前不宜过分关注相关信息，减少干扰，减少因信息过载引发的心理负担；尽量关注权威媒体发布的信息。

（2）安排好自己的生活，让生活充实丰富起来。寻找让自己开心放松的事情，如听音乐、适量运动、阅读、深呼吸、做瑜伽、看电影电视剧、写日志、插花、学习烘焙等。

〉No.3 **每天隔一两个小时就要洗手和消毒一次，而且频率越来越高，完全受不了了，知道没必要，但还是控制不住自己，怎么办才好？**

答：这是一种带有强迫特点的行为模式，也是焦虑的一种表现。可以尝试注意力转移及认知改善的方式。

（1）注意力转移，顾名思义就是当又要做"强迫行为"时，尝试转移自己的注意力，去做其他的事情，可以是运动、写字、画画、听音乐等任何让你感觉到愉悦的事情。以下提供"蝴蝶拥抱法"实施步骤：

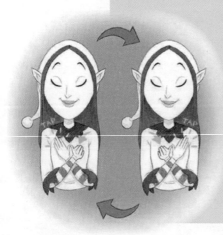

第一步：双手交叉放在胸前，中指指尖放在对侧锁骨下方。可以

选择闭上眼睛，也可以选择睁开。

第二步：将双手想象成蝴蝶的翅膀，像蝴蝶扇动翅膀一样，缓慢地、有节奏地交替摆动自己的双手，可以先左手，后右手。

第三步：缓慢地深呼吸，留意你的思绪和身体的感受：在这一刻，你在想什么？脑海中有什么？听到了什么？

第四步：留意你的想法、感受，不去评判它们，把这些想法看作天空飘过的云彩。一朵云彩来了又去，我们只需要看着它们飘远，不去评价它们的好坏、对错。

（2）认知层面改变可以采用自我辩证法，如分别列举自己被感染以及不会被感染的证据和可能性，进而分析探索，从而减少强迫行为；可以与不合理的想法进行对话，试着思考这些问题：可怕的事情真的会发生吗？我是不是太绝对化了？

> **No.4**　**疫情出现后，我过去有的焦虑症/抑郁症/强迫症复发或加重了，我应该怎么办？**

答：在应激状态下，已经治愈或处于稳定状态下的精神类疾病，可能出现复发或加重的情况。若出现这样的情况，建议寻求专科医生的帮助。根据情况的不同，进行心理治疗、药物治疗或两者联合治疗。

> **No.5**　**最近总是做梦，都是噩梦，反反复复的，睡着了也感觉不踏实，怎么才能让睡眠变得好一些？**

答：首先，做梦是非常正常的睡眠过程。噩梦的发生，往往与做梦者当时所处的高压状态有关。目前是应对疫情的非常时期，出现噩梦也就能理解了。反复发生的噩梦也恰恰反映出做梦者处于焦虑状态，可以尝试让自己放松一些，尽量睡前一小时内不要看手机新闻，不关注疫情动态，不把问题带到床上，以柔和助眠的活动代替看手机、思考计划等活动，如睡前瑜伽、听舒缓的音乐、做放松训练等。

> **No.6** **看到那些新闻，就感觉呼吸困难、发热出汗甚至发抖，怎么办？**

答：发生这样的情况，往往是因为大量的消息带来了过度的情绪刺激，是情绪处于高度焦虑状态时的身体反应，主要表现为植物神经功能紊乱的一系列症状，比如：心慌、心跳、胸闷、气紧、头昏、四肢麻木，甚至有人会出现窒息和濒死感。这种状态常持续数分钟到数十分钟不等，间歇期一切正常，医学上称作急性焦虑发作。此时，你需要给自己一个正性的暗示："一切很快会过去"，让自己平静下来。也可以通过聊天、做放松训练、听音乐、阅读等方式帮助自己缓解焦虑症状。如果频繁发作，请积极寻求精神科医生和心理治疗师的帮助。

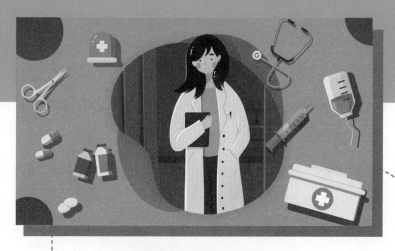

"新冠肺炎"
心理干预与自助手册

第三节　疑似患者

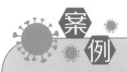

　　张女士，45 岁，乘坐火车回家，因后来得知同趟列车上发现有确诊新型冠状病毒感染的肺炎的患者，而张女士回家后也出现发热症状，现张女士已在医院进行隔离观察。

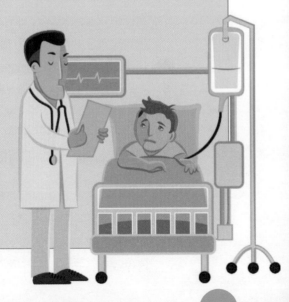

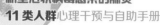

 疑似患者容易出现这些心理问题

〉No.1 **我为什么要被隔离？**

答：你之所以被隔离，是由于新型冠状病毒感染的肺炎属于乙类传染性疾病，需要隔离确诊患者和疑似病例。隔离是为了对你进行进一步观察，万一不幸被感染，医务人员才能第一时间对你进行救治。由于新型冠状病毒感染的肺炎潜伏期为 2~14 天，为了你的生命安全，要请你在医院隔离两个星期。

〉No.2 **我会不会本来没有感染，因为与其他隔离病人在同一个医院而被交叉感染了？**

答：国家最新公布的疑似病例标准是：（1）流行病学史：①发病前 14 天内有武汉地区或其他有很低病例持续传播地区的旅行史或居住史；②发病前 14 天内曾接触过

来自武汉或其他本地病例持续传播地区的发热或有呼吸道症状的患者；③有聚集性发病或与新型冠状病毒感染者有流行病学关联。

（2）临床表现：①发热；②具有上述肺炎影像学特征；③发病早期白细胞中枢正常或降低，或淋巴细胞计数减少。有流行病学史中的任何1条，符合临床表现中任意2条即可初步确定为疑似病例。你目前的情况符合疑似病例标准，对于疑似病例，最重要的是早发现、早隔离、早治疗。

《中华人民共和国传染病防治法》规定，疑似病人的隔离都是单间隔离观察治疗，包括护理过程中使用的防护衣都是一人一用，不会交叉感染。

〉No.3 **在被隔离观察期间，我总是在侥幸觉得自己没有被感染与感觉自己已经被感染之间纠结，我该怎么办？**

答：感觉没有被感染，给自己一个正性暗示，这是非常好的自我鼓励方式。当然，如果确诊了，也不用担心，因为你已经在医院里，有良好的医疗保障，可以得到更科学的、更安全的治疗。

现在你需要通过规律作息、适度运动、均衡饮食、保证充足睡眠等方法来提高自我免疫力，帮助自己有效应对疾病。同时，你可以更多地进行积极的自我对话，比如："虽然我现在感觉很害怕，但是我相信我可以照顾好自己。""虽然我现在处境很难熬，但是我相信我可以度过这个时期。"

No.4 我感觉被隔离期间的时间过得非常慢，急迫地想要快点结束，是否有方法让我能快速度过这个隔离期？

答：隔离期确实是非常难熬的一段时光，但是隔离不等同于隔绝，你可以通过网络等其他方式与自己的亲人、朋友进行沟通，及时表达宣泄自己的感受，同时你可以给自己的时间做一个大致的规划，例如看书、锻炼、进食、睡觉、听音乐等。当我们的生活保持一定的规律时，会更有掌控感。

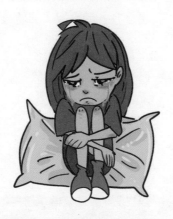

> **No.5** 我感觉自己很倒霉，甚至感觉有些怨天尤人，这件事情为什么会发生在我身上？

答：有这些愤怒、怨天尤人的情绪是很正常的，每个有类似经历的人都可能会和你有同样的感受。你的反应是遇到不寻常事件的正常反应，不用克制自己，可以允许自己表达出来，或是通过写日记的方式将自己的感受、想法写下来；同时你可以告诉自己，事情不会一直这样，它会好起来的，你也会好起来的。

> **No.6** 隔离期间，我常常担心如果我确诊了，该怎么办？我全家人都感染了该怎么办？

答：如果被确诊了我们就需要去接受和面对这个问题，你唯一要做的是积极配合医生的治疗。同时，一旦被确诊，就需要对密切接触的家人进行隔离，以减少疾病的传播。你可以经常保持和家人的联系，询问他们的情况，了解他们在隔离期间的身体变化，需要帮助时，积极寻求朋友和政府的支持。

〉No.7 **我经常突然感到心慌、气紧，甚至有窒息的感觉，但检查后血氧饱和度正常，又没有肺炎，这是怎么回事？**

答：这是情绪处于高焦虑状态时的身体反应，主要表现为植物神经功能紊乱的一系列症状，比如心慌、心跳、胸闷、气紧、头昏、四肢麻木，甚至有人会出现窒息和濒死感。这种状态常持续数分钟到数十分钟不等，间歇期一切正常，医学上把它叫作急性焦虑发作。这个时候你需要给自己一个正向的暗示——"一切很快会过去"，让自己平静下来。你也可以通过聊天、做放松训练、听音乐、阅读等方式帮助自己缓解焦虑症状。如果频繁发作，请积极寻求精神科医生和心理治疗师的帮助。

>**No.8** 为什么音乐听了，运动也做了，还是不能缓解我的紧张和压力？

答：要达到缓解紧张和压力，音乐要这样听——选一首最喜欢的，反复专注地听，一定要专注！先听细节，熟悉后，听的同时去关注你的内心的感受；之后再去觉察你身体的变化，如果能达到余音绕梁，效果就出来了。

运动要这样做——在身体能够适应的范围内做适当的运动，比如做操、甩手、拍打身体、太极拳、下蹲等，可以让身体轻微出汗。

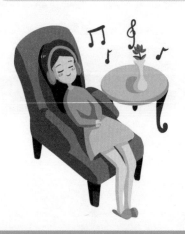

> **No.9** **还有其他缓解紧张的方法吗？**

答：（1）把担心或紧张的事情说出来或写下来，专注地做你感兴趣的事情。（2）空闲时发发呆或做做"白日梦"。（3）打开你的视、听、嗅、味、触觉去"神游"一趟。

> **No.10** **想睡又睡不着怎么办？**

答：给你的建议是：（1）睡前2小时拒绝所有电子产品。（2）睡前看枯燥乏味的书籍（为了唤起瞌睡）或打坐调息。（3）一定要有睡意才上床，否则继续第2步。（4）如果中途醒来，让自己平静地躺在床上休息，不要刻意去想事情，更不要强迫自己再次入睡。（5）早上定时起床。（6）中午尽量不午睡。

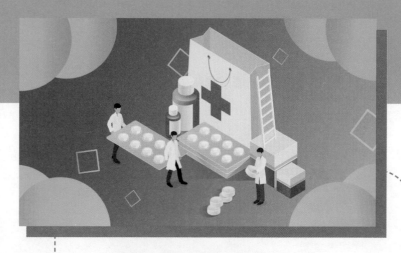

"新冠肺炎"
心理干预与自助手册

第四节　确诊患者

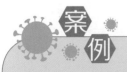

案例

张某，35岁，男性，公司职员，参加朋友聚会后出现低烧、咳嗽、打喷嚏症状，到医院确诊为新型冠状病毒感染被隔离。起初，他无法接受被隔离的事实，认为这件事不可能发生在自己身上，经过医生解释以后，开始担心家人是否被感染，恐慌、愤怒，担心治不好，连续几晚睡不着觉。

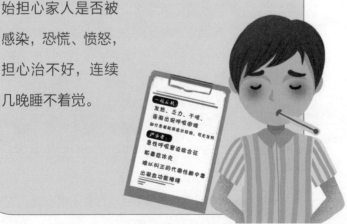

确诊患者容易出现这些心理问题

> **No.1** **为什么是我被感染？我怎么这么倒霉，我恨传染病毒给我的人。**

答：愤怒是在重大负性应激事件后出现的一种正常情绪反应。没有人愿意生病，没有人愿意把疾病传染给别人，这种愤怒会持续一段时间。你需要去接纳它，但不要被愤怒情绪所裹挟。你可以允许自己哭泣，或者通过视频、语音的方式向亲人、朋友、心理治疗师表达这种情绪；或者撕纸、拍打枕头发泄愤怒；尝试着理解愤怒可能来源于失控感。同时，要将你的注意力转移到你的治疗上，一种良好的心态有助于提高我们的免疫力，帮助我们战胜疾病。

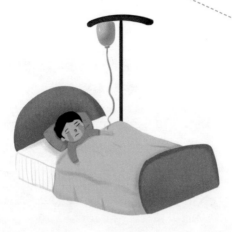

〉No.2 **我被隔离，快崩溃了，什么也做不了，我该怎么办？**

答：面对突如其来的打击，部分人可能出现崩溃和失控的状态，特别是在发生重大疫情时，患者面临病毒的威胁，更容易出现上述情况。你并不是什么都不能做，你可以慢慢地在病房做一些有助于稳定自己情绪和身体康复的事，比如：给亲朋好友打电话；做适度的运动；看看搞笑视频；听听新闻；拍打身体；通过视觉、嗅觉、听觉、味觉、触觉去感受你周围的一切，恢复一些掌控感。

> **No.3** 我已经被感染了，我非常担心家人的健康，他们也非常担心我。

答：保持和家人的联络，尽量通过视频、语音联系，避免单向的文字交流；了解家人的近况，告知家人你的现状，你如何接受治疗的；多和家人谈谈家庭生活中的趣事；彼此互相鼓励和支持。

> **No.4** 我经常出现心慌、头昏、乏力、肌肉酸痛等与呼吸无关的症状，我不知道是否是病情加重了？

答：上述症状可能有两个原因：第一个原因是病毒感染所导致的中毒症状，会随着整个病情的好转而逐渐好转；第二个原因是紧张、焦虑所导致的躯体化症状，当焦虑症状缓解后，上述症状也会随之减轻。

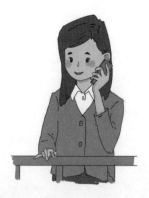

〉No.5 **感到连累了家人、朋友，都是我的错，我很内疚，怎么办？**

答：（1）生病不是你的错，你不需要为生病而感到内疚。（2）你可以尝试着用电话或视频的方式向家人、朋友表达自责，听一听他们的反馈。（3）造成疫情传播有很多原因，自然、社会、他人等，试着重新归因、归责，你的责任只是其中一小部分，你不负全部责任。（4）你对家人、朋友有内疚，源于你内心对他们深深的爱，尝试着去理解害怕丧失、内疚背后久违的、压抑的爱，也许你可以尝试着去表达你的爱和珍惜。

>**No.6** 被隔离后，晚上经常做噩梦，怎么办？

　　答：重大的负性应激事件很容易引起紧张、担忧、害怕、恐惧，噩梦是换了一种形式告诉我们内心的这些感受，在这种情况下，做噩梦是正常的。可以尝试着讲述梦，理解梦传达的情绪，表达这些情绪；在睡前做放松训练、打坐、冥想等去缓解焦虑情绪；寻求心理支持。随着负性情绪的缓解，噩梦也会随之减少或消失。

>**No.7** 想睡又睡不着怎么办？

　　答：（1）睡前2小时拒绝所有电子产品。（2）睡前看枯燥乏味的书籍（为了唤起瞌睡）或打坐调息。（3）一定要有睡意才上床，否则继续第2步。（4）如果中途醒来，让自己平静地躺在床上休息，不要刻意去想事情，更不要强迫自己再次入睡。（5）早上定时起床。（6）中午尽量不午睡。

›No.8 我一天都在担心、恐惧，害怕好不了，怎么办？

答：在重大疫情发生时，被确诊为感染患者，我们会感到压力很大，出现焦虑、紧张和恐惧的情绪，这是一种正常的反应。随着病情的好转，包括周边的人陆续好转出院，焦虑情绪会随之而减轻。你也可以通过以下方法调适：

（1）安排好每天的生活，保持规律的作息，除开治疗时间，安排娱乐、聊天、看书、听音乐、学习、室内运动等时间。（2）专注地做一些事情，比如专注于呼吸，专注地看、闻、听、摸、吃某一样东西，在室内专注地行走，关注行走时脚、腿的感受。（3）借助呼吸、肌肉放松来帮助自己放松，缓慢地吸气，缓慢而彻底地呼气，让身体的肌肉紧绷后松弛，比如，握紧拳头，保持5秒，放松，依次对身体的不同部位进行紧绷–放松的练习。如果这种情绪仍然持续存在，或者进一步加重，则告知医生寻求专业帮助。

〉No.9 **为什么音乐听了，运动也做了，还是不能缓解我的压力？**

答：要达到缓解紧张和压力，音乐要这样听——选一首最喜欢的，反复专注地听，一定要专注！先听细节，熟悉后，听的同时去关注你的内心的感受；之后再去觉察你身体的变化，如果能余音绕梁，效果就出来了。

运动要这样做——在身体能够适应的范围内做适当的运动，比如做操、甩手、拍打身体、太极拳、下蹲等，可以让身体轻微出汗。

〉No.10 **感到沮丧、无助，高兴不起来，对什么都不感兴趣，怎么办？**

答：这是重大创伤之后出现的一种情绪反应，这种情绪反应比较轻的时候，我们可以采取以下办法来缓解。（1）给自己做"饼干罐子"，在纸条上写下十件想做的事情，放在一个罐子里，每天抽取一条去做。（2）运动。

（3）写情绪日记。（4）倾诉和表达。（5）寻找希望和支持。如果这种情绪得不到缓解或继续加重，请告知医生寻求专业帮助。

> **No.11**　**有时候，我甚至感到很绝望，生活没有意思，甚至想一死了之，怎么办？**

答：如果你有上述情况，并且还出现情绪低落和兴趣减退，那么你可能进入了抑郁的状态，这不是你软弱，也不是你不坚强，而是与很多因素有关系，比如这次打击、性格、遗传、大脑神经递质的改变等。这完全不是你用意志力可以克服的，你一定要告诉你的医生，寻求专业的帮助。

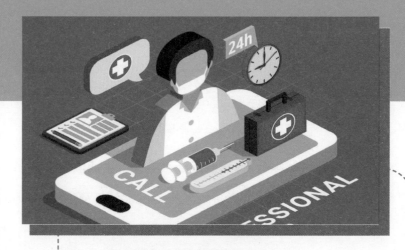

"新冠肺炎"
心理干预与自助手册

第五节　精神障碍患者

案例

　　王某，男，45岁，经诊断为双相情感障碍，多次因为抑郁发作而住院治疗，目前病情稳定。疫情发生以来，他每天在手机上刷着各种信息，感到慌乱和不知所措，开始出现失眠、对事物的兴趣下降等表现。他对此非常担心。

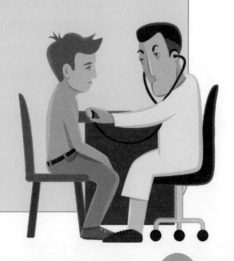

精神障碍患者常容易出现这些心理问题

〉No.1 疫情会不会对我的疾病产生影响？

答：突发的疫情，对所有人而言都是一种应激。在此情形下，原本稳定的病情可能出现波动，甚至复发；原本不稳定的病情也可能加重。这时，遵医嘱规律服药至关重要，不必惊慌。记得为自己设置定时服药提醒。当闹钟响起时，请按时服药。

同时，需要做好心理调适，减少疫情对疾病的影响：（1）将自己的担心表达出来；（2）减少对疫情的过度担心；（3）将自己的注意力转移到生活中美好的事物上去；（4）如果需要，请拨打心理援助热线电话。

No.2 疫情下，建议尽量不要前去就诊，但是快没有药了，我是停药还是冒险去医院呢？

答：疫情下，遵医嘱服药应放在首位。取药途中注意防护。如果您确实不能前往，建议家属代取。

No.3 最近又开始失眠（或失眠加重），我该怎么办？

答：失眠是精神障碍中的常见症状。在应激事件的影响下，精神障碍患者往往更容易出现失眠或者失眠加重的情况。遇到这种情况，不必惊慌，可通过以下方式应对：（1）睡前2小时拒绝所有电子产品。（2）睡前看枯燥乏味的书籍（为了唤起瞌睡）或打坐调息。（3）一定要有睡意才上床，否则继续第2步。（4）如果中途醒来，让自己平静地躺在床上休息，不要刻意去想事情，更不要强迫自己再次入睡。（5）早上定时起床。

（6）中午尽量不午睡。如上述方法均无效，可服用过去有效的药物，或原有助眠药物适当加量。

›No.4 **我患有精神障碍，哪些状况表明是波动，哪些迹象表明是复发呢？**

答：疫情之下精神障碍确实可能出现波动或复发。如果仅仅出现烦躁、担心、焦虑、失眠，症状比较轻，持续时间比较短，则考虑病情波动的可能性比较大；如果时间超过两周，而症状在逐渐加重，或出现了比较严重的精神症状，如难以理解的言行、幻觉、妄想、冲动、攻击或自杀自伤的行为时，要考虑疾病复发的情况，此时需要及时就诊。

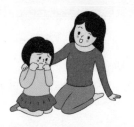

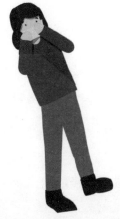

> **No.5** **我既担心被感染，又担心精神疾病复发，怎么办？**

答：疫情之下，担心被感染是正常的反应。除了你，其他很多人都有类似的担心。请进行规范的自我防护，如尽量减少出门，少与人接触，保持作息规律，适当运动，合理饮食，勤洗手，多通风，不得不外出则一定要按要求做好个人防护，等等。只要做好自我防护，被感染的概率将会大大降低。如果对疾病复发有担心，请把这种担心告诉家人，寻求他们的支持。只要坚持按医嘱服药，一般不会复发，最多有点波动，不必紧张。

>No.6 我已经停药一段时间了，疫情下，我过去的症状又出现了，怎么办？

答：重大应激事件下已经稳定的病情出现波动。如果以紧张、焦虑或失眠症状为主，且时间短、程度轻，不需马上服药。可以寻求家人的支持，可以通过精神专科、心理咨询热线电话或网络门诊获得帮助。如果症状超过两周仍无减轻的趋势，则需寻求专业的帮助。

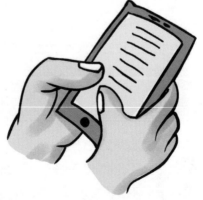

›No.7 我出现了发热症状，怎么办？

答：建议在家隔离，监测体温。如发病前两周内有武汉市旅游史或居住史，或接触过来自武汉的发热伴有呼吸道症状的患者，或有聚集性发病，请佩戴好口罩前往定点机构发热门诊就诊，以免耽误治疗。如无上述流行病学史，可按普通感冒治疗，同时拨打当地疾控热线电话；如症状持续加重，请佩戴口罩到正规医疗机构发热门诊就诊，以防耽误病情。

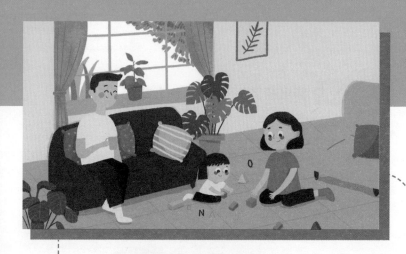

"新冠肺炎"
心理干预与自助手册

第六节　患者家属

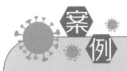

　　最近遇到一名成都男士，当他得知武汉老家的父亲被确诊为新型冠状病毒感染的肺炎，已被隔离，尽管他妈妈和弟弟的病毒检测结果均为阴性，但他仍然非常恐惧、担心，完全不知道该怎么办。

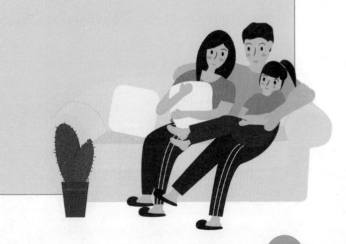

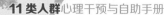

 患者家属容易出现这些心理问题

> **No.1** **家人已经被确诊，会不会治不好了？**

答：2003 年 SARS（严重急性呼吸综合征）死亡率为 10%，2012 年 MERS（中东呼吸综合征）死亡率为 35%，2014 年"埃博拉"致死率接近 50%。就目前情况看，2019 年新型冠状病毒（即 2019-nCoV）感染的肺炎死亡率约为 2.2%（数据截至 1 月 29 日 19:14）。

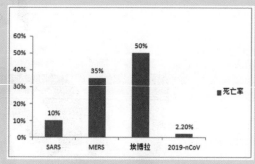

图 2.1　感染几种病毒的患者死亡率对比

根据中国疾病预防控制中心 1 月 27 日发布的《2019 新型冠状病毒疫情进展和风险评估》，有基础性疾病、年龄大的患者容易发生重症和死亡，因此推测重症肺炎比例应该低于 16.4%，病死率也会低于 3%，因此你不必太担忧。

> **No.2** **作为患者家属，这段时间我吃不下饭、睡不着觉，怎么办？**

答：这个时期有这些反应是正常的，这是焦虑的一种表现。你可以每天固定时间关注权威媒体（如人民日报、新华社、央视新闻、四川手机报等）发布的疫情动态，不听信谣言，你的焦虑也会随之减少。其余时间可以在家看书、唱歌、运动，做自己喜欢的事情。如果这些还不行，你可参照第 9 点和第 10 点，这样可以让你感觉好一些。

〉No.3 **虽然妈妈和弟弟检测是阴性，但由于武汉封城，我仍然担心他们会被感染。**

答：封城的目的是控制疫情传播。现在，全国各地的医疗团队都在驰援武汉，武汉的医疗条件、防治能力都得到了很大提升。你需要做的就是督促亲人不聚集，勤洗手，科学佩戴口罩，保持室内通风，做好居家隔离。每天和他们保持联系，了解他们的情况，给他们以情感支持，这样你的担忧也会减少。

〉No.4 **作为病人家属，我担心被别人嫌弃，不好意思和别人联系，怎么办？**

答：这不是你的错，任何人都不想被感染或去感染别人。现在是特殊时期，隔离病毒但不隔离爱，大家完全能理解你。你可以尝试通过线上的多种形式和朋友保持联系，你会发现他们仍然是很关心你的。

> **No.5** 作为家属，我控制不住自己不停浏览疫情消息，我该怎么办？

答：作为患者家属，出于对家人的关心，你对病情的担忧会比普通人多一些，因此你会特别关注疫情相关的消息。建议你关注权威平台发布的信息，了解的越详细、越多、越客观，你的担忧便会越少。

> **No.6** 作为病人家属，我已经度过了隔离期，但每天还是忍不住在家反复消毒，怎么办？

答：你的家人被感染了，你自己也被隔离过，出现这样的行为是可以理解的，这是过度焦虑所导致的。其实，你只需要做到勤洗手、科学佩戴口罩、少聚集、保持室内通风，就不会被传染。你也可以通过转移注意力的方式改善这种情况。

〉No.7 **作为患者家属，我老做噩梦，梦到不好的事情，怎么办？**

答：家属被感染这件事，对每个人来说都是重大的应激事件，很容易引起焦虑和担忧，而噩梦就是焦虑的一种反应，这种情况下做噩梦是很正常的。可以把我们的梦说出来，也可以通过看书、听音乐、运动、倾诉等方式减少焦虑情绪，这类噩梦就会逐渐减少。

〉No.8 **为什么音乐听了，运动也做了，还是不能缓解我的紧张和压力？**

答：要达到缓解紧张和压力的目的，音乐要这样听——选一首自己最喜欢的，反复专注地听，一定要专注！先听细节，听的同时去关注自己的内心感受，之后再去觉察身体的变化。做到这样，效果就出来了。

运动要这样做——在身体能适应的范围内，尽可能剧烈地运动，每次运动30~40分钟，强度以出汗为目标，频度为3~4次/周。

〉No.9 还有其他缓解紧张的方法吗?

答:建议你把担心或紧张的事情说出来或写下来;专注地做你感兴趣的事情;空闲时发发呆或做做"白日梦";打开你的视、听、嗅、味、触觉,去"神游"一趟。

〉No.10 想睡又睡不着怎么办?

答:建议你睡前 2 小时拒绝所有电子产品;睡前看枯燥乏味的书籍(更好地助眠)或打坐调息;一定要有睡意才上床,否则继续上一步骤;如果中途醒来,让自己平静地躺在床上休息,不要刻意去想事情,更不要强迫自己再次入睡;早上按时起床;中午尽量不午睡。

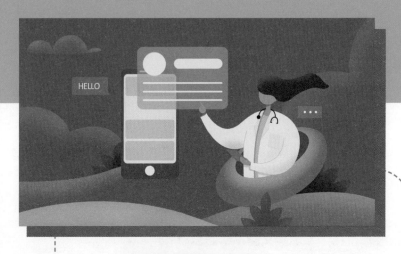

"新冠肺炎"
心理干预与自助手册

第七节　医务人员

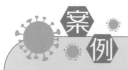

案例

　　某医院呼吸科主任，新型冠状病毒感染的肺炎疫情发生后一直没回家，坚持奋战在第一线，最近出现了失眠、心悸、肌肉紧张、食欲不好等躯体症状，一直感到亢奋，放松不了。由于科室有位同事被病人感染，主任和同事们担心自我防护不到位也会被感染，同时又想念和担心家人，尤其当有患者死亡时，虽然同事们都尽了最大努力，但仍感到无助内疚。

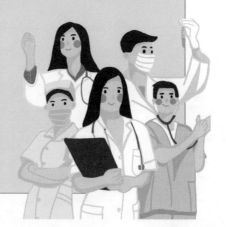

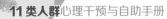

 医务人员容易出现这些心理问题

〉No.1 **有时感到心慌心悸，食欲不好，放松不下来，情绪不稳定，怎么办？**

> 答：这是正常的，是应激状况下的反应，说明你需要适当地休息了。建议抽时间和同事聊聊天，跟家里打个电话，保证饮食和睡眠。如果有可能，在办公室里适度做点运动，同事之间相互做做按摩。

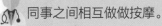

〉No.2 **想跟同事们一起奋战，我可以不休息吗？**

> 答：不可以，你需要休息。目前，国家卫健委明确指出，一线工作人员要"安排适宜的放松和休息"。你只有调整好了，才能更好地工作。

No.3 **当有患者医治无效死亡时，我们很难受，感到无力甚至内疚，我们该怎么办？**

答：抱抱你们！面对这样的情况，医生们都有类似感受。不用责怪自己，医学本不是万能的，这次的疫情是全人类的战斗，不是我们个人能控制的。如果同事们情绪不好，你们可以互相给彼此拥抱，彼此安慰支持。

No.4 **我们一直在单位抢救病人，特别想念家人但又不敢和家人联系，害怕自己在电话里哭出来，让他们担心。**

答：好想抱抱你们！非常理解你们的担忧！家人是你们坚强的后盾，要多和家人交流，告诉家人你们想念他们，担心他们，很爱他们。别担心自己会哭出来，告诉他们你们真实的想法。这样你们彼此能更安心。

> **No.5** **总担心防护不到位，怕被感染，怎么办？**

答：抱抱你！理解你的担心害怕，你是一线的战士，感谢你，向你致敬！请确保自己的防护措施，保护好自己！和同事领导说出自己的感受，相互帮助和支持能让你放松一些。如果你一直很难放松下来，请参考下面的问题 9 和 10。最后请一定保护好自己！

> **No.6** **我的同事在工作中被感染了，我很担心他，我感到沮丧无助，怎么办？**

答：抱抱你！看着同一战壕里的战友倒下了，你担忧、无助，害怕自己被感染是很正常的。请做好防护措施保护好自己。你可以写些温馨的话给他看，给他鼓励的手势和笑容，讲鼓励的话，也鼓励他多与亲朋沟通。如果发现自己或同事持续心情低落，整个人变得忧郁，建议向心理医生寻求专业帮助。

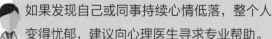

〉**No.7**　**看到同事在哭，我该怎么做？**

答：你可以抱抱他，可以坐在他身旁陪着他，可以拍拍他的肩膀，不阻止他哭泣而是鼓励他发泄。有时候简单的行为比语言更有帮助。

〉**No.8**　**很想睡觉，但却一直睡不着该怎么办？**

答：没有睡意或无法入睡时听听助眠的音频。如果很快醒来，就让自己躺着休息，不要想事情，替换成关注呼吸和身体的感觉，不强迫自己再次入睡，可继续听音频。

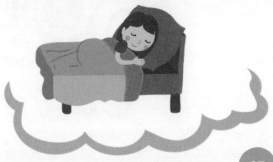

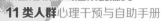

〉**No.9** **音乐听了，运动也做了，还是放松不下来该怎么办？**

答：建议这样听音乐——选一首最喜欢的歌曲，反复专注地听，请一定专注、仔细。听的同时关注内心的感受，觉察身体的感受。建议运动这样做——如果条件允许，可以尝试运动到出汗，时间最好达到半小时。

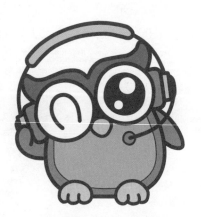

›No.10 还有其他缓解紧张的方法吗?

答:给你的建议:(1)注意力集中在呼吸上,感觉每一次的吸气吐气。(2)听一会儿放松音频。(3)上下拍打手脚让全身肌肉放松。(4)跟同事聊聊天说会儿话。(5)打开你的视、听、嗅、味、触觉去"神游"一会儿,脑子什么也不想,专注这些感觉。

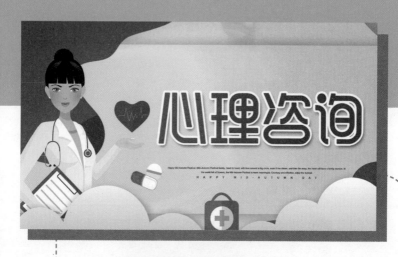

"新冠肺炎"
心理干预与自助手册

第八节　心理工作者

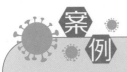

案例

　　王某，女，35岁，国家二级心理咨询师，无医学背景。在抗击新型冠状病毒感染的肺炎疫情下，她主动报名从事面对面心理危机干预工作。刚被选为心理干预志愿者时，她充满了热情和勇气。当进入病房工作时，她发现困难比想象的多。所有工作人员和患者都穿着隔离防护服，全副武装，这给心理干预工作带来了很大的不便。

面对面心理工作者容易出现
这些方面的问题

> **No.1** 我穿上隔离防护服时，更加担心和害怕，怎么办？

　　这种担心和害怕是正常的反应。新冠肺炎的患者和医护工作者都做了严密规范的防护措施；只要按规范来做，都是安全的。你可以把这种担心向你周围的医生或护士说一说，寻求他们的帮助。工作时，你需要做的就是按照要求保护自己和接触病人；工作结束后按照规范要求，进行必要的隔离以及衣物处置，安全后再回家。

> **No.2** 我进入工作环境，首先需要做什么？

　　答：做好自我防护应放在首位，同时熟悉工作环境，熟悉病房医生和护士。

〉No.3　**接触患者时，第一件事是什么呢？**

　　答：先从关心患者的生理层面开始，如：问候吃、喝、睡、体温等，为患者提供实际的关怀和支持。与患者建立良好的关系，然后再告知你心理工作者的身份，避免在直接告知心理工作身份时，引起病人的拒绝和不理解。

〉No.4　**对患者的心理评估应包括哪几个方面？**

　　答：身体、情绪、社会支持，特别注意自伤和自杀风险及疫情下的负性事件（家人是否感染新冠肺炎、是否有人去世等）。

〉No.5 如果我的情绪不稳定，怎么办？

答：首先将这种情绪表达出来，寻求家人、朋友和督导老师的支持。另外，提高自我觉察，注意劳逸结合，自我关怀的能力是基础也是重点。可以使用 APP 上的放松技术和正念减压音频调整情绪。

〉No.6 我不是专家，担心做得不好，对肺炎患者可能没有帮助，怎么办？

答：危机干预需要的是专业胜任力和勇气，你经过组织机构选拔和培训，本来就有专业胜任力了。你认为没有帮助，可能源于你对自我的要求过高而带来的焦虑，可做些自我暗示：我能完成任务；有合作的团队——医生、护士、患者及家属等等；我不是一个人在战斗。

›**No.7**　**做了危机干预后是否需要详细记录？**

　　答：不需要详细记录。但要对患者的情绪变化、认知、行为表现和资源信息进行简要记录。更重要的是加强同医生护士的沟通，及时汇报患者的心理变化状况。

›**No.8**　**我穿上隔离防护服，戴上防护帽和防护口罩，交流很不方便，怎么办？**

　　答：这套隔离装置的确有碍与患者交流，在这特殊情况下没有办法，但有时候工作中非言语干预会胜过言语，你可以通过与患者握手、拍肩，安静地坐在他的床前，接触到他身体的形式进行干预，甚至不用言语，就能让他感觉到你对他的关心和支持。

›No.9 **患者出现激动、攻击他人或自伤、伤人的紧急情况，我怎么办？**

答：第一，患者出现上述行为时，应首先保护你自己。

第二，同时安抚病人的情绪。

第三，对此行为作出评估，判断是谵妄状态还是情绪失控等。

第四，向医生汇报，寻求精神科的帮助。

›No.10 **心理干预过程中运用的技术主要有哪些呢？**

答：（1）心理支持技术，如倾听、共情、接纳、情绪宣泄、释疑答惑等。（2）放松练习。（3）正念减压训练。（4）稳定化技术。（5）重建支持系统技术等。

应注意避免用精神分析，去挖掘过去的创伤。

> **No.11** **"我要出院了，可以把联系方式给我吗？"如果患者提出这类要求，我怎么办？**

答：首先，我很感激你的信任，你康复了，我们很高兴，这是我们团队努力的结果，不是我一个人的功劳，疫情过后如果你还愿意来看望我们，表示欢迎。很抱歉不方便给电话，这是我的职业要求。

> **No.12** **心理志愿者要注意哪些伦理问题呢？**

答：（1）保密。（2）工作胜任力。（3）知情同意。（4）建立关系等。

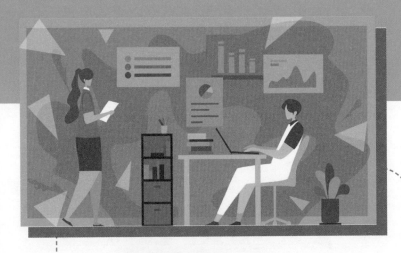

"新冠肺炎"
心理干预与自助手册

第九节　行政管理人员

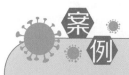

案例

　　张某，男，38岁，某县卫健局干部。该县湖北返乡外出务工人员较多，自新型冠状病毒感染的肺炎的疫情暴发以来，连续数人确诊，全县处于高度紧张状态，加之医疗资源有限，张某已连续工作数十个小时未眠，出现了焦虑、紧张、易发脾气、失眠等症状。

行政管理者容易出现这些心理问题

〉No.1 **最近工作繁杂，缺乏头绪，工作效率低，我该怎么办？**

答：在突发情况下，我们常常会感觉千头万绪，不知该抓哪头，这个时候可能更需要我们沉着冷静地开展工作。如下建议可能对你有一些帮助。将各项工作按照轻重缓急进行分类，划分为四个象限：第一个象限是紧急而重要的，第二个象限是紧急但次重要的，第三个象限是重要而次紧急的，最后是次紧急次重要的。按这个顺序进行处理，也许能有更高的工作效率。

〉No.2 **最近连续几天入睡困难，睡得不踏实，白天精力不够用，应该如何调节？**

答：在高压情况下，确实容易出现短暂性睡眠困难，这与我们的焦虑状态有关系。建议睡前 2 小时拒绝所有电子产品，睡前看枯燥乏味的书籍（为了唤起瞌睡）或打坐调息。一定要有睡意才上床，否则继续看书或打坐。如果中途醒来，则让自己平静地躺在床上休息，不要刻意去想事情，更不要强迫自己再次入睡。早上定时起床，中午尽量不午睡。

〉No.3 **最近工作生活中容易烦躁，忍不住想发火，容易发脾气，应该如何调整情绪？**

答：这是一种焦虑情绪没有得到及时疏泄所带来的一种行为表现。建议及时寻找适当对象（心理医生或心理热线）来表达负面情绪。或者通过日记的方式，对生活与情感进行记录，来表达情绪。还有其他疏泄情绪的方式，比如运动、听音乐、呼吸调节、无伤害方式发泄（撕报纸、打枕头、大吼大叫、哭泣等）。

〉No.4 最近工作缺乏热情，很多事情用不上劲，有心无力，这该怎么办？

答：这是一种职业倦怠的表现，建议调整工作节奏，规律作息，寻求领导、朋友与家人的支持，寻找周边的心理资源。请心理专家帮忙评估，会有利于进一步的自我调整。

〉No.5 最近做事情谨小慎微，经常担心一不小心酿成大祸，承担不了责任。

答：每一个人都在自己的岗位上认真落实疫情防控责任，只要事务处置得当，特殊情况下因情施策，就不必有太大的担忧。有时候我们做事情，越反复想越容易出问题，这个时候我们可以先把这些让你着急的想法放一放，将注意力放在一件一件具体的事情上面，等你一件一件把事情完成了，你再回过头来看这些担心的想法的时候，你突然觉得这些担心其实不是那么有必要。

〉No.6 **最近身体容易疲乏，偶尔头晕，记忆力似乎也不大好，有没有什么办法？**

答：这是连续较大工作压力下的身体反应，建议规律作息、保持良好睡眠、合理饮食、适当运动。在疫情面前，这些方式常常难以全部做到，但是我们尽可能做到某一部分，比如寻找你感兴趣的事情，见缝插针地锻炼一下身体，如在办公室做体操、听音乐等。给自己良好的积极暗示——"我很棒，我能处理好这件工作，我的状态越来越好，每天要以微笑面对生活……"

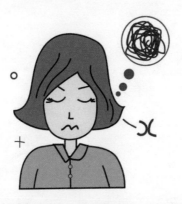

> **No.7** 面对不断承担领导安排的职责之外的工作，但效果又不尽如人意时，感到委屈与糟心，应该如何面对？

答：这确实是各类管理者常见的心理体验之一，我们应该接受自己的真实体验，甚至接受自己有一定的负面情绪，并且让这种负面情绪得到适当表达。行政事务千头万绪，有分工而且常有交叉，当前全力抗击疫情的领导和职工们都战斗在一起，建议多加强沟通。

〉No.8 为什么音乐听了，运动也做了，还是不能缓解我的紧张和压力？

答：要达到缓解紧张和压力，音乐要这样听——选一首最喜欢的，反复专注地听，一定要专注！先听细节，熟悉后，听的同时去关注你的内心的感受；之后再去觉察你身体的变化，如果能达到余音绕梁，效果就出来了。运动要这样做——在身体能适应的范围内尽可能剧烈地运动，时间 30~40 分钟 / 次，强度为出汗，频率为 3~4 次 / 周。

〉No.9 还有其他缓解紧张的方法吗？

答：给你的建议：（1）把担心或紧张的事情说出来或写下来。（2）专注地做你感兴趣的事情。（3）空闲时发发呆或做做"白日梦"。（4）打开你的视、听、嗅、味、触觉去"神游"一趟。

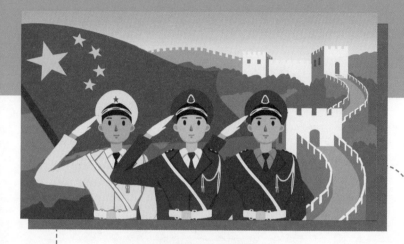

"新冠肺炎"
心理干预与自助手册
第十节　军警人员

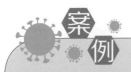

　　他是一名军警人员，今年 20 岁，在抗击新型冠状病毒感染的肺炎疫情一线执行警戒任务。恐慌的群众让他也有点慌乱，很担忧在老家的父母。他不太清楚"新型冠状病毒"，经常在手机上查阅病毒传播和治疗的一些知识。他昨天接触的一名群众被隔离观察了，他为群众担忧，也担心自己被传染，但又不敢表现出来，因为不想让同事觉得自己畏惧胆小。执勤的时候，有个别群众不理解、不配合工作，他觉得很委屈。

军警人员容易出现这些心理问题

> **No.1** **每次执勤前，一想到要接触群众，我就很紧张，怕被感染。**

答：军警也是人，是人就有感情，紧张、担心、怕被感染等都是正常的反应。了解科学知识，做好防护，能避免被传染：科学认识，挑选权威主流的信息渠道，了解真实可靠的"新型冠状病毒感染的肺炎"知识；适度关注，控制每天查看的时间不超过 1 小时；不轻信，提高对谣传信息的鉴别能力；做好防护，科学佩戴口罩，勤洗手，勤消毒，做好眼部防护（密切接触者）。

> **No.2** **我年轻，身体好、抵抗力强，我不会被传染的，不用那么严格地做防护工作。**

答：军警、运动员也会感冒呀！人的免疫力是波动的，免疫力变弱的时候就容易被传染。病毒当前，请提高警惕，做好防护。

〉No.3 我很担心在老家的亲人感染"新型冠状病毒肺炎"。

> 答：这样的形势下，我们当然会牵挂和担心家人。你可以和家人多联系，通过视频或语音，了解家人近况，一起讨论"新型冠状病毒肺炎"知识，并提醒家人做好防护。

〉No.4 看到刚接触过的群众被隔离观察了，我感到难过和无助。

> 答：看到刚接触过的人被隔离观察了，我们当然会感到担忧和难过，会因为帮不上忙而感到无助，甚至害怕自己被感染。
>
> 但隔离观察并不是确诊，密切接触者需要隔离进行健康询问及医学检查，这是为了更好地保护他和大家，也是为了保证一旦确诊就能得到更好的治疗。
>
> 如果你很想做些什么帮助他，你可以通过网络和他交流，倾听他的感受，鼓励他积极配合治疗，让他感到被陪伴、支持和理解。

> **No.5** 我最近吃东西没胃口，恶心呕吐，晕眩头痛，睡不好，我是不是身体出大问题了？

答：身为军警的你和我们一样，也只是血肉之躯，承受了巨大的应激和工作压力，身体和情绪自然会受到影响。这些可能是压力、紧张和疲劳造成的身体反应。防疫工作结束回到单位后，请观察这些症状是否慢慢消失。如果消失了，那就是应激反应，不用担心；如果没有消失，请去医院检查一下，对症治疗。

> **No.6** 再危险我都会义不容辞地投入工作，但我内心还是害怕和恐慌，怎样才可以不害怕？

答：恐惧是人的一种本能，保护我们远离危险，活下来。有一种恐惧来源于不了解，人对未知的事物总是充满恐惧，但如果我们了解了，就不会那么害怕了。

医务人员直接和病人接触，也没有被传染，因为他们做好了防护措施。通过权威渠道去了解真实可靠的"新型冠状病毒肺炎"知识，了解传病毒传播途径、正确的防护方式和治疗进展，并在日常工作中做好防护，害怕和恐慌就会缓解。

›No.7 **个别群众不理解、不配合工作，我好委屈，还有点愤怒，我该怎么调整？**

答：不用刻意压抑这些情绪，允许自己有委屈或愤怒的负面情绪，找到合适的途径表达这些复杂的感受。

你已经做得很好了，绝大多数群众都心怀感激，明白你们的辛苦，感恩你们的付出。你没有办法照顾到所有人，疫情的蔓延、病人的增多不是你的错。

个别群众不理解、不配合工作，甚至指责抱怨，表面上是对外界不满，实际是对自己内心无力感和无助感的掩盖，并不是你做得不好，而是群众没办法处理这份情绪。

面对这样的群众，你可以试试马歇尔·卢森堡的《非暴力沟通》中的技巧，先观察、倾听，体会群众的感受、需要和请求，给群众以反馈、解释和建议。

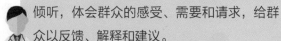

〉No.8 **为什么音乐听了，运动也做了，还是不能缓解我的紧张和压力？**

答：要达到缓解紧张和压力，音乐要这样听——选一首最喜欢的，反复专注地听，一定要专注！先听细节，熟悉后，听的同时去关注你的内心的感受，之后再去觉察你身体的变化，如果能达到余音绕梁，效果就出来了。

运动要这样做——在身体能适应的范围尽可能剧烈地运动，时间为 30 ~ 40 分钟 / 次，强度为出汗，频度为 3 ~ 4 次 / 周。

> **No.9** 还有其他缓解紧张的方法吗？

答：你可以试一试：（1）把担心或紧张的事情说出来或写下来。（2）专注地做你感兴趣的事情。（3）空闲时发发呆或做做"白日梦"。（4）打开你的视、听、嗅、味、触觉去"神游"一趟。

> **No.10** 想睡又睡不着怎么办？

答：（1）睡前2小时拒绝所有电子产品。（2）睡前看枯燥乏味的书籍（为了唤起瞌睡）或打坐调息。（3）一定要有睡意才上床，否则继续第2步。（4）如果中途醒来，让自己平静地躺在床上休息，不要刻意去想事情，更不要强迫自己再次入睡。（5）早上定时起床。（6）中午尽量不午睡。

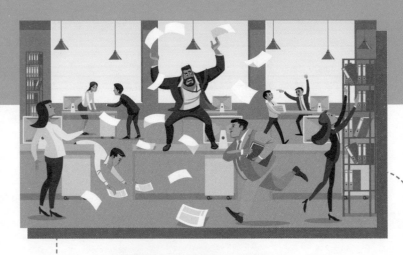

"新冠肺炎"
心理干预与自助手册

第十一节　上班族

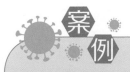

李某，女，25岁，某企业职员，春节假期结束，即将回公司上班。自疫情暴发以来，随时关注新闻媒体发布的疫情报道，非常担心上班途中、上班后因防护不到位自己会被感染，出现恐慌、焦虑、紧张、失眠等症状。

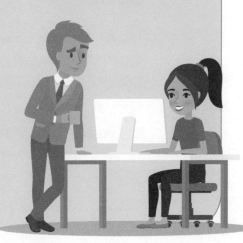

上班族容易出现这些心理问题

> **No.1** 春节期间疫情严重，一直待在家中，突然接到公司通知让按时上班，现实的生活压力让我没有勇气辞职，我好恐慌，该怎么办？

答：很理解你现在的心情，面对被感染的病人，医务人员如果做好了防护，就不会被感染，所以做好上班期间、上班途中的自我防护非常重要。建议认真阅读国家卫健委发布的《新型冠状病毒防控指南（第一版）》，有助于你更好地掌握自我防护方面的知识。另外，注意测量体温，若体温超过37.2℃，就在家观察休息，必要时到医院就诊。

> **No.2** 上班路上，我要乘公交、挤地铁，还要乘坐电梯，我很担心会被感染，我该做好哪些防护？

答：出门首先正确佩戴好一次性医用外科口罩或 N95 口罩，如果条件允许，建议您尽量不乘坐公共交通工具，可以步行、骑行或乘坐私家车、班车上下班。如必须乘坐公共交通工具，请务必全程佩戴口罩，尽量避免用手触摸车上物品，减少和他人的接触。下车后，用流动水洗手，用手消毒剂消毒；如果没有手消毒剂，也可用消毒湿巾擦拭。按电梯时用面巾纸或消毒纸巾隔开电梯按钮。做好了以上这些注意事项，就不用太担心了。

＞No.3 在办公区，我和我的同事怎么做才能更有效防护？

答：（1）保持办公区环境清洁，建议每日通风3次，每次20～30分钟，通风时注意保暖。（2）人与人之间保持1米以上距离，多人办公时佩戴口罩。（3）保持勤洗手、多饮水，坚持在进食前、如厕后按照七步法严格洗手。（4）接待外来人员时双方佩戴口罩。（5）必须要参加的会议，建议佩戴口罩，进入会议室前洗手消毒。开会人员间隔1米以上。会议时间过长时，开窗通风1次。（6）传递纸质文件前后均须洗手，传阅文件时佩戴口罩。（7）须佩戴口罩出行，避开密集人群。与人接触保持1米以上距离，避免在公共场所长时间停留。（8）采用分餐进食，避免人员密集。

〉No.4 **疫情期间，公司应该注意些什么才能有效防范被病毒感染？**

答：（1）减少集中开会，控制会议时间，会议结束后须对场地、家具进行消毒。茶具用品建议开水浸泡消毒。（2）建议座机电话每日用75%酒精擦拭两次，如果使用频繁可增加至四次。（3）每日须对门厅、楼道、会议室、电梯、楼梯、卫生间等公共区域进行消毒，尽量使用喷雾消毒。每个区域使用的保洁用具要分开，避免混用。对于人体接触较多的台面、桌椅、门把手、水龙头等物体表面：可用250～500 mg/L的含氯消毒剂进行喷洒或擦拭消毒，使用含氯消毒剂时应作用30分钟后再用清水洗净。对不耐腐蚀的表面和物品，如金属等，可以用75%酒精擦拭消毒，使用时应注意安全。对于大面积的地面和墙面，可用有效氯为250～500 mg/L的含氯消毒剂溶液由内向外进行喷雾消毒，喷洒量以表面湿润且无滴流现象为准，作用时间应不少于60分钟。

〉No.5 下班回家后，我的口罩、手机、衣服是不是也会沾染病毒？该怎么处理呢？

答：下班回家后，摘掉口罩后首先洗手消毒。可将使用后的口罩投放到特殊有害垃圾桶内或指定垃圾桶内。

手机和钥匙可使用消毒湿巾或75%酒精擦拭。

衣服脱下挂在阳台通风处。

〉No.6 家人不是很重视自我防护，我去上班后，没人监督他们，我很担心他们会被感染。

答：即使你上班后，也可通过电话、微信等方式与他们联系，了解他们情况，督促亲人不聚集，勤洗手，戴口罩，保持室内通风，

做好居家防护，在你的关心和督促下，相信他们会提高防护意识。

> **No.7**　**因害怕被感染，工作效率低，担心领导和同事对我有意见，怎么办？**

答：很理解你现在的心情，也许你的同事也有类似的状况。

可以与你的同事多交流，寻求他们的理解和支持，相信在目前这种特殊情况下，他们会理解你的担心和焦虑。另外，随着疫情好转，相信你慢慢会恢复到之前正常的工作状态。

> **No.8**　**上班后，因担心被感染，出现失眠，甚至做噩梦，怎么办？**

答：给你提供一些有助于入睡的方法：（1）睡前2小时拒绝所有电子产品。（2）睡前看枯燥乏味的书籍（为了唤起瞌睡）或打坐调息。（3）一定要有睡意才上床，否则继续第2步。（4）如果中途醒来，让自己平静地躺在床上休息，不要刻意去想事情，更不要强迫自己再次入睡。（5）早上定时起床。（6）中午尽量不午睡。

噩梦的发生与你目前的高压状态有关，反复做噩梦是你自身焦虑的一种反应，可以把你的梦和亲人朋友诉说，可以尝试让自己放松一些，通过看书、听音乐、运动、倾诉等方式减少焦虑情绪，这种噩梦就会逐渐减少。

> **No.9** 自从上班后，为什么我看到新闻上患者有什么症状，我的身体就会出现类似的反应？

答：这是在高焦虑状态下常常会出现的一种情况，是自我暗示所导致的身体反应。它和器质性疾病出现的症状有很大的不同，首先，症状持续时间短；其次，症状相对轻微；最后，症状常常容易变化出现多系统、多部位的症状，且容易受暗示的影响。建议你适度关注疫情信息，减少信息过载带给自己的恐慌，适当做一些放松的娱乐活动，可以借助运动、娱乐、与家人朋友沟通或心理咨询等方式疏导不良情绪，保持心身平衡。

> **No.10** **自从上班后，只要我双手触摸了东西，就会控制不住想洗手，即使知道有些东西并没有沾染病毒，仍然会控制不住，怎么办？**

答：这是一种带有强迫特点的行为模式，也是焦虑的一种表现。可以尝试力转移及认知改善的方式。

（1）注意力转移，顾名思义就是当又要做"强迫行为"时，尝试转移自己的注意力，去做其他的事情，可以是运动、写字、画画、听音乐等任何让你感觉到愉悦的事情。以下提供"蝴蝶拥抱法"实施步骤：

第一步：双手交叉放在胸前，中指指尖放在对侧锁骨下方。可以选择闭上眼睛，也可以选择睁开。

第二步：将双手想象成蝴蝶的翅膀，像蝴蝶扇动翅膀一样，缓慢地、有节奏地交替摆动自己的双手，可以先左手，后右手。

第三步：缓慢地深呼吸，留意你的思绪和身体的感受：在这一刻，你在想什么？脑海中有什么？听到了什么？

第四步：留意你的想法、感受，不去评判它们，把这些想法看作天空飘过的云彩。一朵云彩来了又去，我们只需要看着它们飘远，不去评价它们的好坏、对错。

（2）认知层面改变可以采用自我辩证法，如分别列举自己被感染以及不会被感染的证据和可能性，进而分析探索，从而减少强迫行为；可以与不合理的想法进行对话，试着思考这些问题：可怕的事情真的会发生吗？我是不是太绝对化了？

〉No.11 **今天听说隔壁办公区有人确诊被隔离了，我突然就心慌、呼吸困难、发热出汗甚至发抖，这是怎么回事？**

答：这种情况是因为"隔壁办公区有人确诊被隔离"这条消息给你带来的过度的情绪刺激，是情绪处于高焦虑状态时的身体反应，主要表现为植物神经功能紊乱的一系列症状，比如：心慌、心跳、胸闷、气紧、头昏、四肢麻木，甚至有人会出现窒息和濒死感。这种状态常持续数分钟到数十分钟不等，有可能会反复发作，间歇期一切正常，医学上把它叫作急性焦虑发作。在这个时候你需要给自己一个正性的暗示："一切很快会过去"，让自己平静下来。也可以通过聊天、做放松训练、听音乐、阅读等方式帮助自己缓解焦虑症状。如果频繁发作，请积极寻求精神科医生和心理治疗师的帮助。

> **No.12** 为什么音乐听了，运动也做了，还是不能缓解我的紧张和压力？

答：要达到缓解紧张和压力，音乐要这样听——选一首最喜欢的，反复专注地听，一定要专注！先听细节，熟悉后，听的同时去关注你的内心的感受，之后再去觉察你身体的变化，如果能达到余音绕梁，效果就出来了。

运动要这样做——在身体能适应的范围尽可能剧烈地运动，时间为 30 ~ 40 分钟 / 次，强度为出汗，频度为 3 ~ 4 次 / 周。

> **No.13** 有其他缓解紧张的方法吗？

答：你可以试一试：（1）把担心或紧张的事情说出来或写下来。（2）专注地做你感兴趣的事情。（3）空闲时发发呆或做"白日梦"。（4）打开你的视、听、嗅、味、触觉去"神游"一趟。

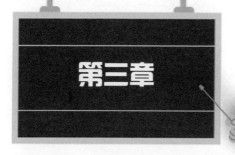

第三章

心理自助适用小技术

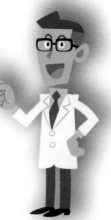

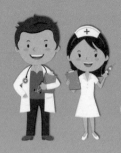

第一节 呼吸放松小技巧

呼吸放松看似简单，其实是一种非常有效的放松方法。通过调节呼吸，可以增加血氧、促进代谢、调节神经中枢和脏腑、缓解疲劳，因此通过调整呼吸，我们可以获得全身心的放松。

一、腹式呼吸法

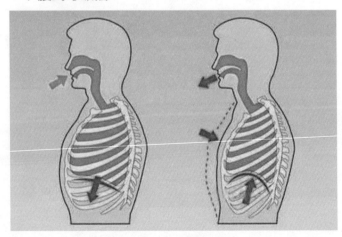

图 3.1 腹式呼吸法

1. 适合人群 / 情况

适合所有人群，特别是初学者。

2. 如何练习

一句话版：深呼吸。

详细版：

（1）仰卧或舒适的坐姿、立姿，放松全身。

（2）深吸气，最大限度地向外扩张腹部（鼓起肚子）。

（3）慢呼气，最大限度地向内收缩腹部（回缩肚子）。

每次5～15分钟，每天练习1～2次。

3. 技术要点

（1）呼吸要深长而缓慢，尽量用鼻吸气，用口呼气。

（2）身体好的人，屏息时间可延长，呼吸节奏尽量放慢加深。身体差的人，可以不屏息，但气要吸足。

二、数息呼吸法

1. 适合人群 / 情况

适合静不下心、心烦意乱、躁动不安的人群。

2. 如何练习

一句话版：数每一次呼吸。

详细版：

（1）全心全意注意自己的呼吸。

（2）数自己的呼吸（不出声默念，亦可数吸的次数）。

呼气，数一，吸气

呼气，数二，吸气

……（一直数到七）

（3）数到七之后，从头再来。

可用闹钟定好练习的时间，开始从每次 5 分钟做起，逐渐延长练习时间。

3. 技术要点

（1）每次时间长短不是重点，重点在于通过练习慢慢学会专注。

（2）重复做，直到呼吸时只有数字没有杂念。

三、舍恩呼吸法

1. 适合人群 / 情况

适合睡眠不好的人，睡前做。

2. 如何练习

一句话版：吸气，缓慢地分三次呼出，感受头和身体轻飘飘的感觉。

详细版：

（1）鼻子吸气。

（2）吸气后，屏住呼吸 1 ~ 2 秒。

（3）呼气时，分 3 次从口中呼出空气，每次中间停顿 1 ~ 2 秒（呼气时，可发出柔和的"嘘"的声音）。

（4）连续重复练习 4 ~ 6 次。

经过几个周期的练习之后，延长每次呼气之间的间隔。

3. 技术要点

（1）尽量用腹式呼吸法呼吸。

（2）呼气时，感受头部和身体的感觉，想象自己身体变得越来越轻，身体缓缓上升，慢慢地漂浮起来了，体会漂浮的感觉。

四、觉察呼吸法

1. 适合人群 / 情况

适合轻中度焦虑人群，在音频的引导下练习效果更好。

2. 如何练习

一句话版：觉察呼吸。

详细版：

（1）选择一个舒适的姿态，轻轻闭上眼睛，放松头顶，放松眉心，眼球、脸颊都放松，放松舌头和牙齿，脖子肩膀也放松，把注意力放在自己的呼吸上，专注于自己的呼吸上。

（2）开始觉察到你正在进行的呼吸。把你的注意力放在你的腹部上，注意它随着吸气而扩展，随着呼气而下沉（或者注意气息进入或离开鼻腔的过程，或者感受你认为很容易感受到的呼吸的部位，都是可以的）。

（3）尽你所能地去全然关注你呼吸的感觉，关注每一个呼吸，尽可能地去接近每一次空气进入身体的整个持续过程，以及每一个呼气空气离开身体的整个过程，一个呼吸，又一个呼吸，像是驾驭着一起一伏的波浪。

（4）感受你的呼吸，感受气息进入你的身体，再离开你的身体。吸气的时候，感受氧气进入身体，滋养身体每一个细胞。呼气的时候，感受身体不需要的浊气，都随着呼出去的气息排出体外，感受身体越来越放松。

（5）当注意力从呼吸上跑开时，没有关系，只是静静地观察着这种"走神"，然后慢慢地把意识带回到自己的呼吸上。每一刻都是重新开始，任何时候我们都可以回到此刻的吸气或此刻的呼气。

（6）让我们就这样保持着对呼吸的觉知，接下来几分钟享受自己的呼吸。感受吸气的时候，享受氧气充满身体每一个细胞，滋养身体每一个细胞。感受呼气的时候，感受排除浊气，每一个细胞都得到放松。

（7）一个呼吸，又一个呼吸，你会变得越来越舒适、越来越平静。

（8）慢慢地，你闻到一种味道，听到一种声音，感受到触觉，慢慢地睁开了眼睛。好，现在你已经结束呼吸练习，你会感到身体变得更轻松、更有活力，你会感觉神清气爽，精神特别饱满。

3. 技术要点

（1）专注于此时此地你正在进行的呼吸，觉察身体感受。

（2）不评判，用旁观者的姿态觉察，当走神时，接纳自己的走神，温柔地把注意拉回到此刻的呼吸就好。

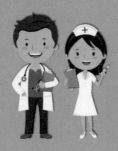

第二节 蝴蝶拍技术

一、适合情况

（1）情绪烦躁、焦虑或沮丧。

（2）内心不安，缺少安全感。

（3）睡前焦虑。

二、如何练习

（1）交叉双臂放在胸前，双手指尖可以触到锁骨和肩膀之间的区域。

（2）双眼可以闭上或部分闭上，看着鼻尖。

（3）双手交替轻轻拍打，模仿蝴蝶扑扇的翅膀。

（4）深呼吸，并在这个过程中去觉察你脑海中的事物或身体的感觉。（比如脑海中的想法、画面、声音，或是躯体的触觉、温度觉等，注意不要试图去改变、抑制和评价这些想法和感觉，你可以想象它们就像白云飘过一样。）

（5）这个练习可以在 1~3 分钟内完成。

三、技术要点

（1）双手在拍打的时候，速度要慢，就像母亲在安慰受惊的孩子一样。

（2）在这个过程中，让自己保持安静、专注。

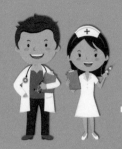

第三节 放松你的五种感觉

通过将注意力专注在视、听、触、味、嗅等感觉上达到放松的目的。本方法适合所有人群，主要用于感到焦虑、压力或者紧张的情况。需要将注意力全部投入你的感觉当中去。

一、视觉：将注意力专注于看到的事物，寻找它的细节

（1）看干净墙面上光线的移动。

（2）看地砖或地毯上丰富的颜色。

（3）看窗外的青草树木在风下摇曳。

（4）看阳光下树叶的光泽。

（5）看窗外的鸟。

（6）看有秩序地移动的车辆。

二、听觉：将注意力专注于你所听到的声音

（1）听好听舒缓的音乐或者是振奋人心的刺激音乐。

（2）集中注意力倾听自然界的声音：海浪声、鸟鸣声、

下雨声、树叶在风中摩挲的声音。

（3）选一首最喜欢的歌曲，反复专注地听，先听细节，熟悉后，听的同时去关注你内心的感受，之后再去觉察你身体的变化，如果能达到余音绕梁，效果就出来了。

（4）哼一段舒缓的曲子。

（5）专注学习一种乐器。

（6）倾听你周围一切的声音，想象他们从一侧耳朵进入你的身体，从另一侧出去。

（7）注意听同一件事物或场所在不同时段的声音有什么区别。

（8）在安静的环境下倾听自己呼吸的声音。

（9）捂住耳朵倾听自己血液循环的声音。

三、嗅觉：将注意力专注于嗅觉上，觉察每一种气味和它所带来的记忆

（1）洗澡的时候注意闻肥皂或者沐浴液的气味。

（2）在吃饭时享受你食物的气味。

（3）看看你能不能通过嗅觉辨别不同的食物。

（4）当闻到一种熟悉的气味时，回忆你以前闻到过

这种气味的场景，比如当你享受爆米花的气味时，回忆之前闻到爆米花气味的场景。

四、味觉：将注意力专注于味觉上，细致地感受丰富的味道

（1）慢慢地享受一顿饭。

（2）仔细地品尝甜品。

（3）慢慢品尝令你舒缓的茶或者热可可。

（4）将一块糖放在嘴里，慢慢咀嚼感受它的味道。

（5）嚼口香糖，感受每一次咀嚼后牙齿的感觉和口香糖的形状。

（6）在吃东西时通过嘴与舌头感受食物的形状、味道和味道随时间产生的变化。

五、触觉：将注意力专注于触觉上，在触摸中找到舒适与抚慰

（1）洗一个泡泡浴，触摸泡泡。

（2）在床上感受床单和被子干爽柔软的触感。

（3）享受用热水泡脚，专注脚部皮肤热腾腾的感觉。

（4）仔细地梳头，感受梳子划过发丝的感觉。

（5）将你的手放在凉爽光滑的表面，感受掌心的触感。

（6）选一块你喜欢的布料，慢慢摩挲感受。

（7）仔细感受你所触摸的每一件物品的触感，找到能给你带来愉悦触感的物品。

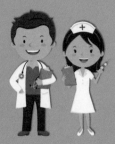

第四节 本体感觉练习

一、适合人群

适合于所有人群，尤其是情绪崩溃、内心不安全、处于抑郁状态的人群。

二、如何练习

（1）稳稳地坐在椅子上，双脚着地，背靠在椅背上，分别感受地面、椅子、椅背对自己身体的支撑。

（2）动一下脚趾头，去感受一下脚趾头的感觉，把所有的注意力集中在脚趾头上。动动脚踝，感受脚踝的感觉，把所有注意力集中在脚上。如果愿意，你可以闭上双眼去感受。

（3）让脚掌着地，脚后跟抬高，脚后跟着地，脚掌抬起，反复6次，逐渐开始跺脚，速度慢慢快起来，发出尽可能大的声音，30秒钟后慢慢地停下来。

（4）把注意力集中在脚上，注意现在脚是什么感受，是温的还是冷的，脚趾是否还有震动。

（5）身体微微向前移动，坐在椅子的前二分之一处，把双手放在臀部下面，感受上半身的重量，感受身体对手的压迫感。

（6）把手拿出来，感受臀部与椅子的接触，慢慢把注意力集中在髋部，利用髋关节向前向后移动，感受髋关节对身体的支持。

（7）用双手拍打整个下肢，从右下肢开始，从上到下、从里到外轻轻拍打，感受右下肢的感觉。想象双手是可以说话的，跟右下肢打招呼：你怎么样呢？你感觉好不好呢？一边拍打，一边想象对话。邀请右下肢更好地感受它是身体重要的部分，用我们的双手去邀请右下肢（双手从上到下抚摸右下肢），感受右下肢的感觉。

（8）现在，用同样的方式拍打和抚摸左下肢（指导语同上）。

（9）双手由下到上揉搓双腿直到臀部，把注意力集中在手、腿、臀部的感觉上。闭上眼睛，感受臀部、双脚就像建筑的基石一样，很有力量。

（10）现在放松下来，双手放在椅子两侧，稍微支撑上身，闭眼感受双脚此刻的感受，感受此时此刻的呼吸。随后，用自己的脊柱画圈，向前向后画圈，感受脊柱此刻的感觉。

（11）想象双手是可以说话的，用左手按摩右边肩膀、手臂、手指，尝试闭上眼睛，告诉自己：虽然现在遇到了困难，但一切都会好起来。

（12）用右手按摩左边肩膀、手臂、手指，闭上眼睛，告诉自己：虽然现在遇到了困难，但一切都会好起来。

（13）双手虎口向内放在大腿上，深吸一口气，站起来，双手向上甩出，发出"呼"声，将气体吐出体外，感受自己的声调，"呼"声逐渐变大，按照自己的节奏来做，做10次。

三、技术要点

（1）拍打、按摩身体时，速度慢一点。

（2）专注地感受身体的感觉。

（3）当发出"呼"声时，尽量将气体呼出体外，一定要发出声音且声音逐渐变大。

（4）反复练习。

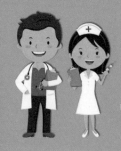

第五节 心理稳定化技术

一、与内在智慧对话技术

1. 适合人群

适合处于应激环境或困境当中，感到困惑、无助，缺乏方向和力量的人群。我们的内心还有更智慧的自己，与更智慧的自己建立联结，展开对话和沟通，能够帮助我们澄清生活中的诸多问题，达到支持、保护和安抚的作用。

2. 如何练习

（1）选择一个安静的环境，保证不会被别人打扰。

（2）放松地坐下来或者躺下来，总之找一个你最舒服的姿势。

（3）慢慢闭上眼睛，如果闭上眼睛让你感到不安，也可以尝试微微睁开眼睛。

（4）现在，请你和你自己的智慧这一部分建立起联系，这听起来似乎有些抽象，但你与自己内在的智慧一定打过交道，或许，你只是没这么叫过它。

（5）内在的智慧只有当你的注意力非常集中的时候，

才会察觉到。它能告诉你，什么事情办得不对，什么事情干得非常好。

现在，请你和你内在的智慧建立起联系……

（6）如果你能建立这种联系，你就可以让这位帮助者为你提供一些建议和帮助。请你想一想，你有哪些重要的问题要问他，或者想请他提供哪些帮助或支持……

请把你的问题或要求提得更加明确清楚一些……

（7）如果你已经得到一些答案，请你对这种友好的帮助表示感谢，如果你愿意，也可以对这位内在智慧的联系表示感谢……你也可以设想，经常请这位内在的帮助者来到自己身边；你也可以请求他，经常陪伴在你身边……

（8）现在，请你集中自己的注意力，回到这间房子里来。

3. 技术要点

（1）我们平时会用到类似的方式，比如内心对话，而此技术更强调联结内在智慧，让内心对话更有效、更有深度。

（2）要尽力相信"内在智慧"的力量，并相信"内在智慧"在任何时候都会无条件帮助自己。

（3）想象中的体验是最重要的：充分调动你的视觉、嗅觉、听觉、触觉等感官，去想象内心场景中的人物和事物。

（4）不被打扰的环境，不被打扰的时间，用一点点耐心去想象。

（5）当自己在使用这项技术的时候，如果效果不太理想，请寻求相关音频，在音频的指导下做这个练习，如果效果仍然不理想，请寻求专业人员的帮助。

二、安全岛技术

1. 适合人群

适合轻中度焦虑，体验到持续性的不安全感、恐惧感的人群。安全岛技术通过想象的方式，给自己创造一个绝对安全的地方，在内心开辟一个稳定安全之所，让不安的心有一方休息之地。

2. 如何练习

（1）选择一个安静的环境，保证不会被别人打扰。

（2）放松地坐下来或者躺下来，总之找一个你最舒服的姿势。

（3）慢慢闭上眼睛，如果闭上眼睛让你感到不安，也可以尝试微微睁开眼睛。

（4）在内心深处，寻找一个令你感到绝对舒服和惬意的小岛，它可以是真实存在于现实世界中的，也可以是你想象出来的岛屿。直到这样的地方慢慢在自己的内心清晰、明确起来。

（5）你环顾左右，看看是否真的感到非常舒服，感到非常安全，这是不是确实是一个可以让自己完全放松的岛屿……

你看见了什么？

你听见了什么？

你闻到了什么？

你的皮肤感觉到了什么？

你的肌肉有什么感觉？

呼吸怎么样？

腹部感觉怎么样？

请你尽量仔细地体会现在的感受，这样你就知道，到这个地方的感受是什么样的。你应该感到完全放松、绝对安全和非常惬意。请把你的安全岛规划成那个样子。

（6）如果你在你的安全岛感觉到绝对的安全，就请你用自己的躯体设计一个特殊的姿势或动作，用这个姿势或者动作，你可以随时回到这个安全岛来。以后，只要你一摆出这个姿势或者一做这个动作，它就能帮你在你的想象中迅速地回到你的这个地方来，并且感觉到舒适。比如你可以握拳，或者把手摊开，以后当你一做这个姿势或动作时，你就能快速达到你的内在安全岛。

请你带着这个姿势或动作，全身心地体会一下，在这个安全岛的感受有多么美好。

（7）撤掉你的这个姿势或动作，平静一下，慢慢地睁开眼睛，回到自己所在的房间，回到现实世界中。

3. 技术要点

（1）"安全岛"是一个自己感觉最安全、最舒适的地方，它不是指一个实际的地点，而是在我们自己的想象世界中建立一个地方，这个地方可以是你曾经到过的地方，也可以是任何一个你能想象的地方。这个小岛受到了良好的保护，有一个安全的边界。未经你的允许，其他人是不能进入这个地方的，这里只有你一个人可以来。如果感觉到很孤独，也可以找一些有用的、友好的物件或小动物带着。这里只有好的、保护性的、充满爱意的东西。

（2）想象中的体验是最重要的：充分调动你的视觉、嗅觉、听觉、触觉等感官，去创造这个地方。

（3）不被打扰的环境，不被打扰的时间，用一点点耐心去想象。

（4）当自己在使用这项技术的时候，如果效果不太理想，请寻求相关音频，在音频的指导下做这个练习，如果效果仍然不理想，请寻求专业人员的帮助。

三、保险箱技术

1. 适合人群

遭受创伤性记忆和感受困扰、心神不宁、注意力和记忆力减退、日常生活和工作效率下降的人群。该技术主要用于危机干预的初始阶段，通过想象一个能装下并锁住所有压力、烦恼、可怕记忆画面的保险箱，增强当事人对自己和生活的掌控感，帮助当事人将情绪和认知水平恢复常态。

2. 如何练习

（1）选择一个安静的环境，保证不会被别人打扰。

（2）放松地坐下来或者躺下来，总之找一个你最舒服的姿势。

（3）慢慢闭上眼睛，如果闭上眼睛让你感到不安，也可以尝试微微睁开眼睛。

（4）请想象在你面前有一个保险箱，或者某个类似的东西。现在请你仔细地看着这个保险箱：

它有多大（多高、多宽、多厚）？

它是用什么材料做的？

它是什么颜色的（外面的，里面的）？

它的壁有多厚？

这个保险箱分了格，还是没分格？

仔细关注保险箱：箱门好不好打开？关箱门的时候，有没有声音？

你会怎么关上它的门？钥匙是什么样的？

当你看着这个保险箱，并试着关一关，你觉得它是否绝对牢靠？如果不是，请你试着把它改装到你觉得百分之百可靠。然后，你可以再检查一遍，看看你所选的材料是否正确，壁是否足够结实，锁也足够牢实……

（5）现在请你打开你的保险箱，把所有你带来的压力、烦恼、可怕的记忆画面等统统装进去……（给自己一点时间）

锁好保险箱的门，想想看，你想把钥匙藏在哪儿，一个你能找到的地方。

（6）请把保险箱放在你认为合适的地方。这地方不应该太近，而应该在你力所能及的范围里尽可能地远一些，并且在你以后想去看这些东西的时候就可以去。原则上，所有的地方都是可以的。

（7）如果完成了，就请你集中自己的注意力，回到这间房子来。

3. 技术要点

（1）在保险箱技术中，当事人将创伤性材料锁进一个保险箱，而钥匙由自己掌管，并且可以自己决定，是否愿意以及何时想打开保险箱的门，来探讨相关的内容。

（2）想象中的体验是最重要的：充分调动你的视觉、嗅觉、听觉、触觉等感官，比如想象保险箱、保险箱配置的锁及其钥匙，越详细越好，包括大小、形状、质地及颜色。

（3）不被打扰的环境，不被打扰的时间，用一点点耐心去想象。

（4）当自己在使用这项技术的时候，如果效果不太理想，请寻求相关音频，在音频的指导下做这个练习，如果效果仍然不理想，请寻求专业人员的帮助。

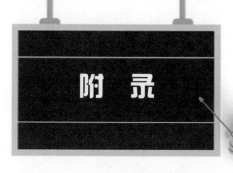

附　录

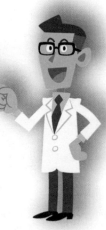

为便于大家了解国家对当前疫情的相关防控政策，特转载下列文件。

新型冠状病毒感染的肺炎诊疗方案
（试行第四版）

国家卫生健康委员会办公厅
国家中医药管理局办公室

国卫办医函〔2020〕77号

关于印发新型冠状病毒感染的肺炎诊疗方案
（试行第四版）的通知

各省、自治区、直辖市及新疆生产建设兵团卫生健康委、中医药管理部门：

为进一步做好新型冠状病毒感染的肺炎病例诊断和医疗救治工作，我们组织专家对诊疗方案进行修订，形成了《新型冠状病毒感染的肺炎诊疗方案（试行第四版）》。现印发给你们，请参照执行。各有关医疗机构要在医疗救治工作中积极发挥中医药作用，加强中西医结合，建立中西医联合会诊制度，促进医疗救治取得良好效果。

国家卫生健康委员会办公厅　　国家中医药管理局办公室

2020年1月27日

（信息公开形式：主动公开）

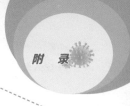

新型冠状病毒感染的肺炎诊疗方案

（试行第四版）

2019 年 12 月以来，湖北省武汉市陆续发现了多例新型冠状病毒感染的肺炎患者，随着疫情的蔓延，我国其他地区及境外也相继发现了此类病例。现已将该病纳入《中华人民共和国传染病防治法》规定的乙类传染病，并采取甲类传染病的预防、控制措施。

随着疾病认识的深入和诊疗经验的积累，我们对《新型冠状病毒感染的肺炎诊疗方案（试行第三版）》进行了修订。

一、病原学特点

新型冠状病毒属于 β 属的新型冠状病毒，有包膜，颗粒呈圆形或椭圆形，常为多形性，直径 60～140nm。其基因特征与 SARSr－CoV 和 MERSr－CoV 有明显区别。目前研究显示与蝙蝠 SARS 样冠状病毒（bat－SL－CoVZC45）同源性达 85% 以上。体外分离培养时，2019－nCoV 96 个小时左右即可在人呼吸道上皮细胞内发现，而在 Vero E6 和 Huh－7 细胞系中分离培养需约 6 天。

对冠状病毒理化特性的认识多来自对 SARS－CoV 和 MERS－CoV 的研究。病毒对紫外线和热敏感，56℃ 30 分钟、乙醚、75% 乙醇、含氯消毒剂、过氧乙酸和氯仿等脂溶剂均可有效灭活病毒，氯己定不能有效灭活病毒。

二、流行病学特点

(一)传染源

目前所见传染源主要是新型冠状病毒感染的肺炎患者。

(二)传播途径

经呼吸道飞沫传播是主要的传播途径,亦可通过接触传播。

(三)易感人群

人群普遍易感。老年人及有基础疾病者感染后病情较重,儿童及婴幼儿也有发病。

三、临床特点

(一)临床表现

基于目前的流行病学调查,潜伏期一般为 3～7 天,最长不超过 14 天。

以发热、乏力、干咳为主要表现。少数患者伴有鼻塞、流涕、腹泻等症状。重型病例多在一周后出现呼吸困难,严重者快速进展为急性呼吸窘迫综合征、脓毒症休克、难以纠正的代谢性酸中毒和出凝血功能障碍。值得注意的是重型、危重型患者病程中可为中低热,甚至无明显发热。

部分患者仅表现为低热、轻微乏力等,无肺炎表现,多在 1 周后恢复。

从目前收治的病例情况看,多数患者预后良好,儿童病例症状相对较轻,少数患者病情危重。死亡病例多见于老年人和有慢性基础疾病者。

(二)实验室检查

发病早期外周血白细胞总数正常或减低，淋巴细胞计数减少，部分患者出现肝酶、肌酶和肌红蛋白增高。多数患者C反应蛋白（CRP）和血沉升高，降钙素原正常。严重者D－二聚体升高、外周血淋巴细胞进行性减少。

在咽拭子、痰、下呼吸道分泌物、血液等标本中可检测出新型冠状病毒核酸。

（三）胸部影像学

早期呈现多发小斑片影及间质改变，以肺外带明显。进而发展为双肺多发磨玻璃影、浸润影，严重者可出现肺实变，胸腔积液少见。

四、诊断标准

（一）疑似病例

结合下述流行病学史和临床表现综合分析：

1.流行病学史

（1）发病前14天内有武汉地区或其他有本地病例持续传播地区的旅行史或居住史；

（2）发病前14天内曾接触过来自武汉市或其他有本地病例持续传播地区的发热或有呼吸道症状的患者；

（3）有聚集性发病或与新型冠状病毒感染者有流行病学关联。

2.临床表现

（1）发热；

（2）具有上述肺炎影像学特征；

(3)发病早期白细胞总数正常或降低,或淋巴细胞计数减少。

有流行病学史中的任何一条,符合临床表现中任意2条。

(二)确诊病例

疑似病例,具备以下病原学证据之一者:

1.呼吸道标本或血液标本实时荧光 RT－PCR 检测新型冠状病毒核酸阳性;

2.呼吸道标本或血液标本病毒基因测序,与已知的新型冠状病毒高度同源。

五、临床分型

(一)普通型

具有发热、呼吸道等症状,影像学可见肺炎表现。

(二)重型

符合下列任何一条:

1.呼吸窘迫,RR≥30 次/分;

2.静息状态下,指氧饱和度≤93%;

3.动脉血氧分压（PaO_2）/吸氧浓度（FiO_2）≤300mmHg（1mmHg＝0.133kPa）。

(三)危重型

符合以下情况之一者:

1.出现呼吸衰竭,且需要机械通气;

2.出现休克;

3.合并其他器官功能衰竭需 ICU 监护治疗。

六、鉴别诊断

主要与流感病毒、副流感病毒、腺病毒、呼吸道合胞病毒、鼻病毒、人偏肺病毒、SARS 冠状病毒等其他已知病毒性肺炎鉴别，与肺炎支原体、衣原体肺炎及细菌性肺炎等鉴别。此外，还要与非感染性疾病，如血管炎、皮肌炎和机化性肺炎等鉴别。

七、病例的发现与报告

各级各类医疗机构的医务人员发现符合病例定义的疑似病例后，应立即进行隔离治疗，院内专家会诊或主诊医师会诊，仍考虑疑似病例，在 2 小时内进行网络直报，并采集呼吸道或血液标本进行新型冠状病毒核酸检测，同时尽快将疑似病人转运至定点医院。与新型冠状病毒感染的肺炎患者有流行病学关联的，即便常见呼吸道病原检测阳性，也建议及时进行新型冠状病毒病原学检测。

疑似病例连续两次呼吸道病原核酸检测阴性（采样时间至少间隔 1 天），方可排除。

八、治疗

（一）根据病情严重程度确定治疗场所

1. 疑似及确诊病例应在具备有效隔离条件和防护条件的定点医院隔离治疗，疑似病例应单人单间隔离治疗，确诊病例可多人收治在同一病室。

2. 危重型病例应尽早收入 ICU 治疗。

（二）一般治疗

1. 卧床休息，加强支持治疗，保证充分热量；注意水、电解质平衡,维持内环境稳定;密切监测生命体征、指氧饱和度等。

2.根据病情监测血常规、尿常规、CRP、生化指标(肝酶、心肌酶、肾功能等)、凝血功能,必要时行动脉血气分析,复查胸部影像学。

3.根据氧饱和度的变化,及时给予有效氧疗措施,包括鼻导管、面罩给氧,必要时经鼻高流量氧疗、无创或有创机械通气等。

4.抗病毒治疗:可试用 α—干扰素雾化吸入(成人每次 500 万 U,加入灭菌注射用水 2ml,每日 2 次);洛匹那韦/利托那韦(200 mg/50 mg,每粒)每次 2 粒,每日二次。

5.抗菌药物治疗:避免盲目或不恰当使用抗菌药物,尤其是联合使用广谱抗菌药物。加强细菌学监测,有继发细菌感染证据时及时应用抗菌药物。

(三)重型、危重型病例的治疗

1.治疗原则:在对症治疗的基础上,积极防治并发症,治疗基础疾病,预防继发感染,及时进行器官功能支持。

2.呼吸支持:无创机械通气 2 小时,病情无改善,或患者不能耐受无创通气、气道分泌物增多、剧烈咳嗽,或血流动力学不稳定,应及时过渡到有创机械通气。

有创机械通气采取小潮气量"肺保护性通气策略",降低呼吸机相关肺损伤。

必要时采取俯卧位通气、肺复张或体外膜肺氧合(ECMO)等。

3.循环支持:充分液体复苏的基础上,改善微循环,使用血管活性药物,必要时进行血流动力学监测。

4.其他治疗措施

可根据患者呼吸困难程度、胸部影像学进展情况,酌情短期内(3~5 天)使用糖皮质激素,建议剂量不超过相当于甲泼尼龙 1~2mg/kg•d;可静脉给予血必净 100mL/日,每日 2 次治疗;可使用肠道微生态调节剂,维持肠道微生态平衡,预防继发细菌感染;有条件情况下可考虑恢复期血浆治疗。

患者常存在焦虑恐惧情绪,应加强心理疏导。

(四)中医治疗

本病属于中医疫病范畴,病因为感受疫戾之气,各地可根据病情、当地气候特点以及不同体质等情况,参照下列方案进行辨证论治。

1.医学观察期

临床表现 1:乏力伴胃肠不适

推荐中成药:藿香正气胶囊(丸、水、口服液)

临床表现 2:乏力伴发热

推荐中成药:金花清感颗粒、连花清瘟胶囊(颗粒)、疏风解毒胶囊(颗粒)、防风通圣丸(颗粒)

2.临床治疗期

(1)初期:寒湿郁肺

临床表现:恶寒发热或无热,干咳,咽干,倦怠乏力,胸闷,脘痞,或呕恶,便溏。舌质淡或淡红,苔白腻,脉濡。

推荐处方:苍术 15g、陈皮 10g、厚朴 10g、藿香 10g、草果 6g、生麻黄 6g、羌活 10g、生姜 10g、槟郎 10g

(2)中期:疫毒闭肺

临床表现:身热不退或往来寒热,咳嗽痰少,或有黄痰,腹胀便秘。胸闷气促,咳嗽喘憋,动则气喘。舌质红,苔黄腻或黄燥,脉滑数。

推荐处方:杏仁 10g、生石膏 30g、瓜蒌 30g、生大黄 6g(后下)、生炙麻黄各 6g、葶苈子 10g、桃仁 10g、草果 6g、槟郎 10g、苍术 10g

推荐中成药:喜炎平注射剂,血必净注射剂

(3)重症期:内闭外脱

临床表现:呼吸困难、动辄气喘或需要辅助通气,伴神昏,烦躁,汗出肢冷,舌质紫暗,苔厚腻或燥,脉浮大无根。

推荐处方:人参 15g、黑顺片 10g(先煎)、山茱萸 15g,送服苏合香丸或安宫牛黄丸

推荐中成药:血必净注射液、参附注射液、生脉注射液

(4)恢复期:肺脾气虚

临床表现:气短、倦怠乏力、纳差呕恶、痞满,大便无力,便溏不爽,舌淡胖,苔白腻。

推荐处方:法半夏 9g、陈皮 10g、党参 15g、炙黄芪 30g、茯苓 15g、藿香 10g、砂仁 6g(后下)

九、解除隔离和出院标准

体温恢复正常 3 天以上、呼吸道症状明显好转,连续两次呼吸

道病原核酸检测阴性(采样时间间隔至少 1 天),可解除隔离出院或根据病情转至相应科室治疗其他疾病。

十、转运原则

运送患者应使用专用车辆,并做好运送人员的个人防护和车辆消毒,见《新型冠状病毒感染的肺炎病例转运工作方案(试行)》。

十一、医院感染控制

严格遵照我委《医疗机构内新型冠状病毒感染预防与控制技术指南(第一版)》、《新型冠状病毒感染的肺炎防护中常见医用防护使用范围指引(试行)》的要求执行。

新型冠状病毒感染的肺炎疫情
紧急心理危机干预指导原则

应对新型冠状病毒感染的肺炎疫情
联 防 联 控 工 作 机 制

肺炎机制发〔2020〕8 号

关于印发新型冠状病毒感染的肺炎疫情
紧急心理危机干预指导原则的通知

各省、自治区、直辖市应对新型冠状病毒感染的肺炎疫情联防联控
工作机制（领导小组、指挥部）：

为指导各地科学、规范地开展新型冠状病毒感染的肺炎疫情
相关心理危机干预工作，现将《新型冠状病毒感染的肺炎疫情紧急
心理危机干预指导原则》印发给你们，请各地参照执行。执行中发
现的问题请及时反馈国家卫生健康委疾控局。

联系人：国家卫生健康委疾控局　张树彬

联系电话：010－68792352

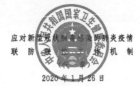

应对新型冠状病毒感染的肺炎疫情
联 防 联 控 工 作 机 制
（代 章）
2020 年 1 月 26 日

（信息公开形式：主动公开）

新型冠状病毒感染的肺炎疫情紧急心理危机干预指导原则

本指导原则应当在经过培训的精神卫生专业人员指导下进行实施。

一、组织领导

心理危机干预工作由各省、自治区、直辖市应对新型冠状病毒感染的肺炎疫情联防联控工作机制（领导小组、指挥部）统一领导，并提供必要的组织和经费保障。

由全国精神卫生、心理健康相关协会、学会发动具有灾后心理危机干预经验的专家，组建心理救援专家组提供技术指导，在卫生健康行政部门统一协调下，有序开展紧急心理危机干预和心理疏导工作。

二、基本原则

（一）将心理危机干预纳入疫情防控整体部署，以减轻疫情所致的心理伤害、促进社会稳定为前提，根据疫情防控工作的推进情况，及时调整心理危机干预工作重点。

（二）针对不同人群实施分类干预，严格保护受助者的个人隐私。实施帮助者和受助者均应当注意避免再次创伤。

三、制定干预方案

（一）目的。

1. 为受影响人群提供心理健康服务；

2. 为有需要的人群提供心理危机干预；

3. 积极预防、减缓和尽量控制疫情的心理社会影响；

4. 继续做好严重精神障碍管理治疗工作。

（二）工作内容。

1. 了解受疫情影响的各类人群的心理健康状况，根据所掌握的信息，及时识别高危人群，避免极端事件的发生，如自杀、冲动行为等。发现可能出现的群体心理危机苗头，及时向疫情联防联控工作机制（领导小组、指挥部）报告，并提供建议的解决方案。

2. 综合应用各类心理危机干预技术，并与宣传教育相结合，提供心理健康服务。

3. 培训和支持社会组织开展心理健康服务。

4. 做好居家严重精神障碍患者的管理、治疗和社区照护工作。

（三）确定目标人群和数量。新型冠状病毒感染的肺炎疫情影响人群分为四级。干预重点应当从第一级人群开始，逐步扩展。一般性宣传教育要覆盖到四级人群。

第一级人群：新型冠状病毒感染的肺炎确诊患者（住院治疗的重症及以上患者）、疫情防控一线医护人员、疾控人员和管理人员等。

第二级人群：居家隔离的轻症患者（密切接触者、疑似患者），到医院就诊的发热患者。

第三级人群：与第一级、第二级人群有关的人，如家属、同事、朋友，参加疫情应对的后方救援者，如现场指挥、组织管理人员、志愿者等。

第四级人群：受疫情防控措施影响的疫区相关人群、易感人群、普通公众。

（四）目标人群评估、制定分类干预计划。评估目标人群的心理健康状况，及时识别区分高危人群、普通人群；对高危人群开展心理危机干预，对普通人群开展心理健康教育。

（五）制定工作时间表。根据目标人群范围、数量以及心理危机干预人员数，安排工作，制定工作时间表。

四、组建队伍

（一）心理救援医疗队。可单独组队或者与综合医疗队混合编队。人员以精神科医生为主，可有临床心理工作人员和精神科护士参加。有心理危机干预经验的人员优先入选。单独组队时，配队长 1 名，指派 1 名联络员，负责团队后勤保障和与各方面联系。

（二）心理援助热线队伍。以接受过心理热线培训的心理健康工作者和有突发公共事件心理危机干预经验的志愿者为主。在上岗之前，应当接受新型冠状病毒感染的肺炎疫情应对心理援助培训，并组织专家对热线人员提供督导。

五、工作方式

（一）由精神卫生、心理健康专家及时结合疫情发展和人群心理状况进行研判，为疫情联防联控工作机制（领导小组、指挥部）提供决策建议和咨询，为实施心理危机干预的工作人员提供专业培训与督导，为公众提供心理健康宣传教育。

（二）充分发挥"健康中国"、"12320"、省级健康 平台、现有心理危机干预热线和多种线上通讯手段的作用，统筹组织心理工作者轮值，提供 7*24 小时在线服务，及时为第三级、第四级人群提供实时心理支持，并对第一、二级人群提供补充的心理援助服务。

（三）广泛动员社会力量，根据受疫情影响的各类人群的需求和实际困难提供社会支持。

附件：针对不同人群的心理危机干预要点

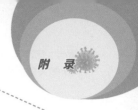

附件

针对不同人群的心理危机干预要点

一、确诊患者

（一）隔离治疗初期。

心态：麻木、否认、愤怒、恐惧、焦虑、抑郁、失望、抱怨、失眠或攻击等。

干预措施：

1. 理解患者出现的情绪反应属于正常的应激反应，作到事先有所准备，不被患者的攻击和悲伤行为所激怒而失去医生的立场，如与患者争吵或过度卷入等。

2. 在理解患者的前提下，除药物治疗外应当给予心理危机干预，如及时评估自杀、自伤、攻击风险、正面心理支持、不与患者正面冲突等。必要时请精神科会诊。解释隔离治疗的重要性和必要性，鼓励患者树立积极恢复的信心。

3. 强调隔离手段不仅是为了更好地观察治疗患者，同时是保护亲人和社会安全的方式。解释目前治疗的要点和干预的有效性。

原则：支持、安慰为主。宽容对待患者，稳定患者情绪，及早评估自杀、自伤、攻击风险。

（二）隔离治疗期。

心态：除上述可能出现的心态以外，还可能出现孤独、或因对疾病的恐惧而不配合、放弃治疗，或对治疗的过度乐观和期望值过高等。干预措施：

1. 根据患者能接受的程度，客观如实交代病情和外界疫情，使患者作到心中有数；

2. 协助与外界亲人沟通，转达信息；

3. 积极鼓励患者配合治疗的所有行为；

4. 尽量使环境适宜患者的治疗；

5. 必要时请精神科会诊。

原则：积极沟通信息、必要时精神科会诊。

（三）发生呼吸窘迫、极度不安、表达困难的患者。

心态：濒死感、恐慌、绝望等。

干预措施：镇定、安抚的同时，加强原发病的治疗，减轻症状。

原则：安抚、镇静，注意情感交流，增强治疗信心。

（四）居家隔离的轻症患者，到医院就诊的发热患者。

心态：恐慌、不安、孤独、无助、压抑、抑郁、悲观、愤怒、紧张，被他人疏远躲避的压力、委屈、羞耻感或不重视疾病等。

干预措施：

1. 协助服务对象了解真实可靠的信息与知识，取信科学和医学权威资料；

2. 鼓励积极配合治疗和隔离措施，健康饮食和作息，多进行读书、听音乐、利用现代通讯手段沟通及其他日常活动；

3. 接纳隔离处境，了解自己的反应，寻找逆境中的积极意义；

4. 寻求应对压力的社会支持：利用现代通讯手段联络亲朋好友、同事等，倾诉感受，保持与社会的沟通，获得支持鼓励；

5. 鼓励使用心理援助热线或在线心理干预等。原则：健康宣教，鼓励配合、顺应变化。

二、疑似患者

心态：侥幸心理、躲避治疗、怕被歧视，或焦躁、过度求治、频繁转院等。

干预措施：

1. 政策宣教、密切观察、及早求治；

2. 为人为己采用必要的保护措施；

3. 服从大局安排，按照规定报告个人情况；

4. 使用减压行为、减少应激。

原则：及时宣教、正确防护、服从大局、减少压力。

三、医护及相关人员

心态：过度疲劳和紧张，甚至耗竭，焦虑不安、失眠、抑郁、悲伤、委屈、无助、压抑、面对患者死亡挫败或自责。担心被感染、担心家人、害怕家人担心自己。过度亢奋，拒绝合理的休息，不能很好地保证自己的健康等。

干预措施：

1. 参与救援前进行心理危机干预培训，了解应激反应，学习应对应激、调控情绪的方法。进行预防性晤谈，公开讨论内心感受；支持和安慰；资源动员；帮助当事人在心理上对应激有所准备。

2. 消除一线医务工作者的后顾之忧，安排专人进行后勤保障，隔离区工作人员尽量每月轮换一次。

3. 合理排班，安排适宜的放松和休息，保证充分的睡眠和饮食。尽量安排定点医院一线人员在医院附近住宿。

4. 在可能的情况下尽量保持与家人和外界联络、交流。

5. 如出现失眠、情绪低落、焦虑时，可寻求专业的心理危机干预或心理健康服务，可拨打心理援助热线或进行线上心理服务，有条件的地区可进行面对面心理危机干预。持续 2 周不缓解且影响工作者，需由精神科进行评估诊治。

6. 如已发生应激症状，应当及时调整工作岗位，寻求专业人员帮助。

原则：定时轮岗，自我调节，有问题寻求帮助。

四、与患者密切接触者（家属、同事、朋友等）

心态：躲避、不安、等待期的焦虑；或盲目勇敢、拒绝防护和居家观察等。

干预措施：

1. 政策宣教、鼓励面对现实、配合居家观察；

2. 正确的信息传播和交流，释放紧张情绪。

原则：宣教、安慰、鼓励借助网络交流。

五、不愿公开就医的人群

心态：怕被误诊和隔离、缺乏认识、回避、忽视、焦躁等。

干预措施：

1. 知识宣教，消除恐惧；

2. 及早就诊，利于他人；

3. 抛除耻感，科学防护。

原则：解释劝导，不批评，支持就医行为。

六、易感人群及大众

心态：恐慌、不敢出门、盲目消毒、失望、恐惧、易怒、攻击行为和过于乐观、放弃等。

干预措施：

1. 正确提供信息及有关进一步服务的信息；

2. 交流、适应性行为的指导；

3. 不歧视患病、疑病人群；

4. 提醒注意不健康的应对方式（如饮酒、吸烟等）；

5. 自我识别症状。

原则：健康宣教，指导积极应对，消除恐惧，科学防范。

抄送：各省、自治区、直辖市人民政府，新疆生产建设兵团，各省、自治区、直辖市及新疆生产建设兵团卫生健康委，机制成员单位，委机关各司局。

国家卫生健康委办公厅　2020年1月26日印发校对：严俊

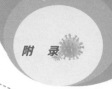

国家卫健委发布新型冠状病毒防控指南（第一版）

2月2日，国家卫健委发布了《新型冠状病毒防控指南（第一版）》，其中分别对老年人、儿童、学生等特殊人群发布了相应的防控指南，以及幼儿园（或学校）、养老院、办公场所等特定场所也制定了相关指南，同时发布了相关的专家建议。

新型冠状病毒
防控指南（第一版）

全国心理援助热线

关于设立应对疫情心理援助热线的通知

发布时间：2020-02-02 来源：疾病预防控制局

肺炎机制发〔2020〕18 号

各省、自治区、直辖市应对新型冠状病毒感染的肺炎疫情联防联控机制（领导小组、指挥部）：

当前，防控新型冠状病毒感染的肺炎疫情正处于关键时期，31 个省份启动了重大突发公共卫生事件一级响应，展开了疫情防控阻击战。为做好防控疫情的社会心理服务工作，向公众提供心理支持、心理疏导等服务，预防与减轻疫情所致的心理困顿，防范心理压力引发的极端事件，各地要在原有心理援助热线的基础上设立应对疫情心理援助热线（以下简称"心理热线"），现将有关要求通知如下：

一、省级或者地市级卫生健康行政部门要切实负起责任，统一组织协调当地心理热线，组建热线技术专家组，提供技术支持。要尽快评估卫生健康、教育、民政等部门、学会、协会等社会组织已开通的心理热线的服务能力，依托有条件的热线设立专席，开通疫情应对心理援助专线。每条热线至少开通2个座席，结合本地公众需求提供24小时免费心理服务。地方政府应当对热线主办机构给予适当经费补助。

二、各地要通过电视、官方网站等多种媒体及时向社会公布心理热线电话号码，让群众广泛了解。有条件的地方应向电信部门申请开通热线电话短号码，方便群众记忆和拨打。

三、各地卫生健康行政部门要指导、协调热线主办机构尽快组建、充实热线工作团队，鼓励有心理咨询和心理危机干预经验的精神卫生、心理学专业人员、符合条件的社会心理服务志愿者，共同参与热线服务。各地要按照已下发的《新型冠状病毒感染的肺炎疫情紧急心理危机干预指导原则》（肺炎机制发〔2020〕8号，可在国家卫生健康委官网下载），针对不同人群的心理危机干预要点，对热线工作人员进行针对性的培训并进行技术支持和督导。

四、各地要加强心理热线管理，使用规范的热线服务流程，遵循心理热线服务伦理原则，定时分析汇总来电咨询的信息，了解和掌握公众关注的热点和各类来电人员的心理状态，做好评估和预判。发现突出问题或可能发生应激事件时，要及时将相关信息报告当地卫生健康行政部门。

国务院应对新型冠状病毒感染的
肺炎疫情联防联控机制
2020 年 2 月 2 日

（信息公开形式：主动公开）

全国心理援助热线